大展好書　好書大展

品嘗好書　冠群可期

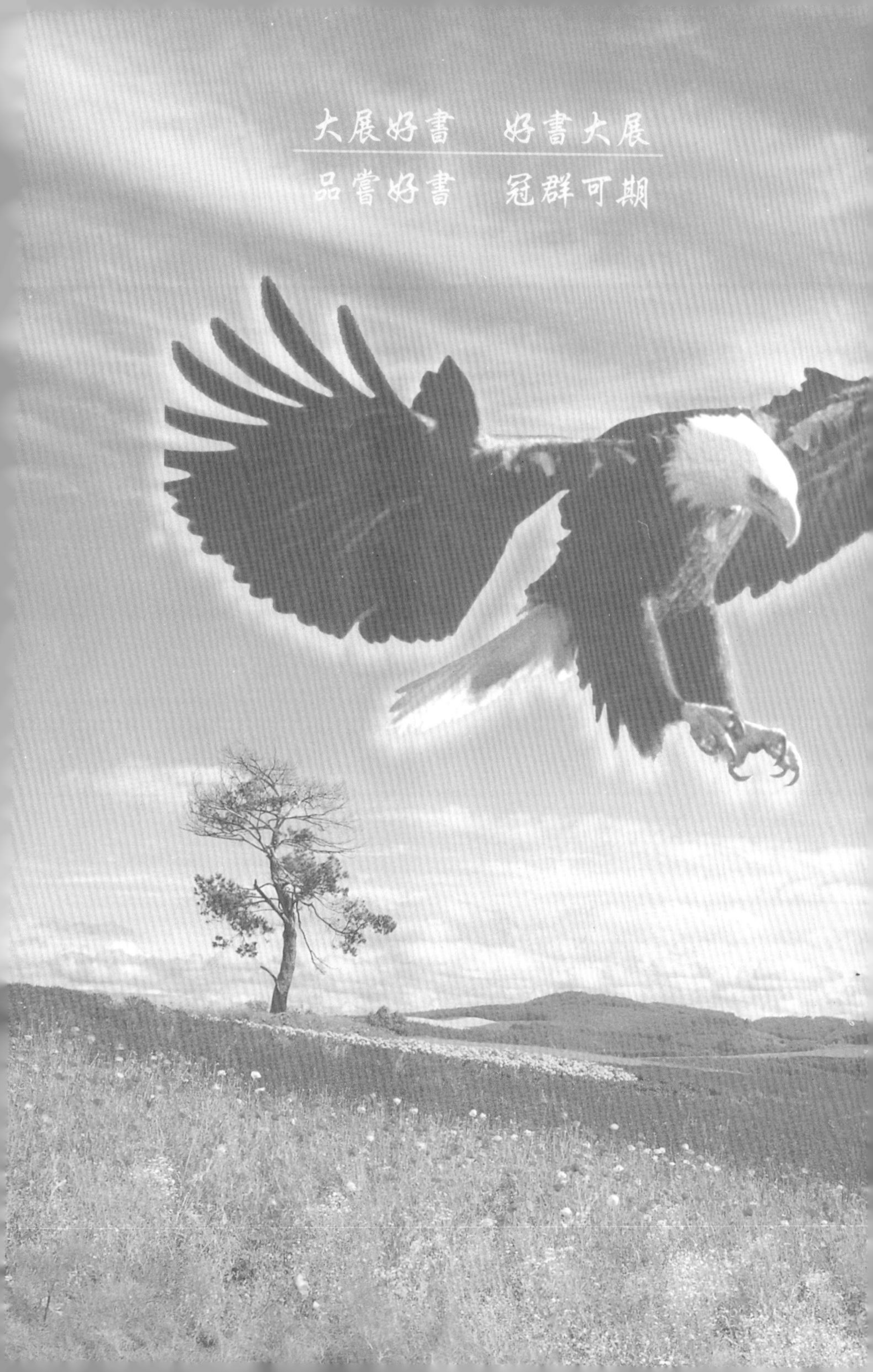

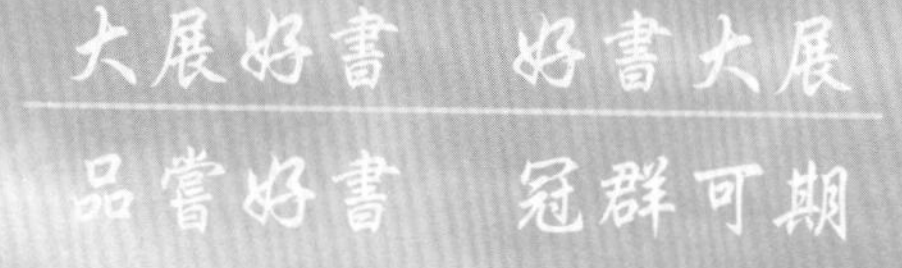
大展好書　好書大展
品嘗好書　冠群可期

健康加油站44

健康、長壽

——擁有更豐富的人生

朱雅安 主編

大展出版社有限公司

前言

人類的平均壽命不斷的延長，據衛生署二〇〇九年的統計資料顯示，台灣男性平均壽命七五・九歲，女性八二・五歲。

平均壽命延長，原本應該延遲的成熟期卻提早來臨。就生物學而言，提早成熟就意味著老化提早開始。現在的女性，從二十歲開始就出現了肌膚老化現象。以前只有老年人有的骨質鬆症，也有年輕化的現象。然而，也有到了五十歲仍然與更年期障礙無緣，擁有光澤柔潤的肌膚，充滿活力的女性。

這種個人差異，到底來自何處？探討其原因，就在於現代社會的宿命，壓力的問題。想要逃避現實，可能就是想要逃避壓力。因為在現實生活中，無可避免會遇到壓力，一朝一夕的強烈壓力，會使人老化，而壓力就好像是超越時空的時光機，是一種老化促進劑。

就醫學觀點而言，人類感受壓力時，細胞會有功能異常的活潑化或萎縮反應。當加諸壓力時，就無法按照正常步調產生細胞分裂，緩慢穩定的老去，而是三級跳快速下降的老化。

來自外界的不快、不安、痛苦等刺激，全都是壓力的因素。包括空氣和水中的有害物質、食品添加物、噪音、臭氧層的破壞，使得超過容許量的紫外線照射到地球上……。總之，社會到處充滿著壓力，不斷的累積起來，造成生物有形、無形的問題。

一般而言，美容上的問題很少直接危及生命，因此容易被忽視。但這是一大錯誤。肌膚乾燥、斑點、脫毛……，這些美容上的問題，事實上是告訴我們身體變調的重要訊息。例如，脫毛增加，就表示自律系統及內分泌系統的團結合作失調；肌膚乾燥，就表示男性荷爾蒙和女性荷爾蒙系統，以及自律神經系統的失調。

老化會促進細胞的癌化、細胞老成化、血管的血栓化。在你忽略斑點、皺紋時，可能已經受到癌症、心肌或腦的梗塞、腦血栓等各種成人病的侵襲。我們應該儘早評估自己不均衡的飲食生活，而且要改善不健康，追求強烈刺激的生活型態，這樣才能保持年輕的健康體，使你的人生活得更健康、更長壽。

目錄

第二章　如何保養您的肌膚

第三章　如何吃得更營養

第四章　永保青春美麗

第五章　健康之道

第六章 更進一步，與壓力做朋友

目　錄

第七章　對身體有益的食譜

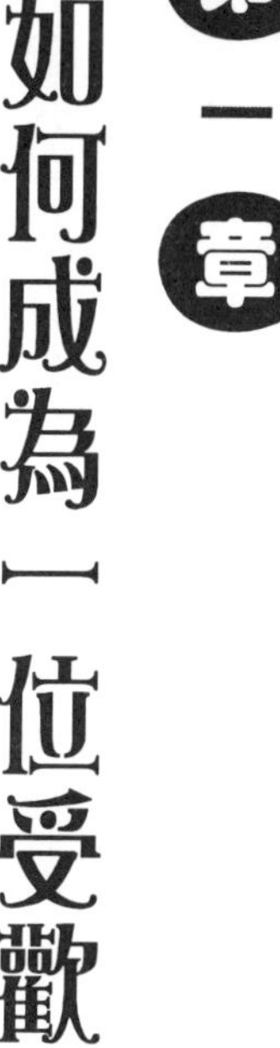

第一章　如何成為一位受歡迎的美人

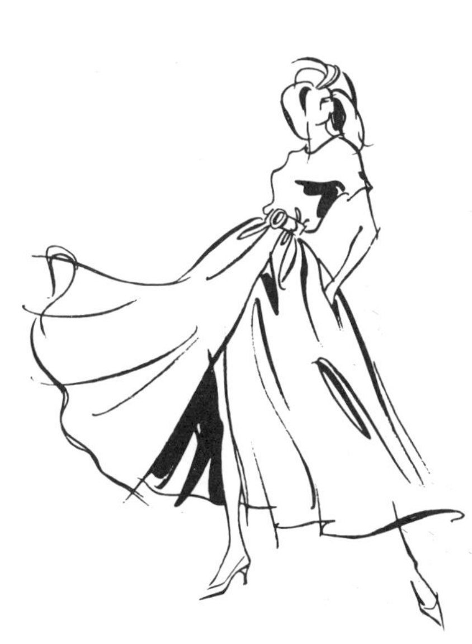

令人討厭的四種性格分析

每個人都有著不同的個性，但是，其個性卻會根據各人的不同而產生了副面的影響。就算是一位很美麗的女子，如果她的個性是喜歡造謠中傷別人，那就太糟蹋她的美貌了。

簡單說來，令人討厭的性格有許多，現在就列舉其中最讓人嫌惡的四種情況來加以分析。

①以自我為中心型……

強迫他人接受自己的人生觀，否定與自己擁有不同生存方式的一型。其特徵為：沒有想到每個人有每個人的想法，把自己和他人混合在一起考慮。

②「喜歡說長道短」型……

聽到了謠言不加以判斷便到處宣揚。到A處便說B處的謠言，到B處便說A處的謠言。

③感情爆炸型……

無法控制自己的感情，想哭就哭，想生氣就生氣。相當情緒化。這種人在生氣的時候會用力地關門或關窗戶，發出「砰！」的響聲。

④「我……，我……」型……

這種人所談的話題都是以自己為本位，所以，在言談之間，其主語多半是「我……」。

以上所舉出的四個性格中，如果您覺得：「咦，我好像也會這個樣子」，那麼您就必須要注意了。有著這些會令人厭惡的性格，是絕對無法避免和周圍的人發生摩擦的。

如果您想要說別人的壞話，或者是您想要發脾氣的時候，請試著忍耐五秒鐘。在那短暫的五秒鐘，試著去聽別人說些什麼。若是您能做到，便是成功扮演與往昔不同的您了。

所以，每天利用十分鐘來訓練自己，改造自己的性格。

把燈光調暗，坐在椅子上，閉起眼睛，深呼吸。假設眼前有白色的螢幕，將自己的夢想和未來描繪於其中，一面想像一面深呼吸，眼睛還是閉著的。如此一來，也有助於壓力的消解。

保持心靈平靜應擁有的四個世界

電影『致命的吸引力』曾經是喧騰一時的話題。相信一定有很多人看過！女主角的女性瘋狂復仇，表示她在遇見男主角之前一定沒有遭遇什麼挫折，因為女主角是位美女，而且又有男人緣，還是個卓越的職業婦女……。

但是，像她這樣的女性，卻仍然以懷孕來要脅有婦之夫的男友，豈不是在自取滅亡嗎？特別是女主角的美和她事實上的表現，顯示她經不起打擊，稍有不順就會造成心理不平衡。

所以，有這種瘋狂傾向的人尤其要注意了。其特徵是時而哭泣、時而慎怒，感情起伏太大，連自己都無法控制。

在她的談話中，常常是「我……」顯現出她寂寞的情懷。夜晚寂寞難耐，一直抱著話筒，也是常見的事情。

女主角便是屬於考試不曾失敗、情場得意的那一類型。是故，她會很自然地把失敗怪罪於他人，把自己侷限在工作和家庭這狹小的範圍之間。

這麼說來，該怎麼做才能夠使自己不會有如此瘋狂的舉動，那就是儘可能使自己的世界更寬闊。

每個人都需要擁有四個世界。第一個是在工作的世界；第二個是朋友、家人、愛情的世界；第三和第四個世界則分別是興趣的世界和享樂的世界。如果您有這四個不同的世界，即使在某一方面受到挫折，也會有其他世界來支撐。

譬如：工作不如意便可專注於自己的興趣，以保持心靈的平衡。或者，遭受心上人背棄，親友一定是支持你的。

英國的作家史哥德說：「沒有喜悅的人生，好比是沒有油的燈。」

碰到令你煩心的事，不妨穿上自己喜歡的衣服到綠樹叢蔭的地方散步。歸程時還可以去書店逛逛，挑選一本能夠吸引你的書，回家之後再慢慢翻閱。在閱讀書報之間，不知不覺你的視野就隨之擴大了許多。

把抱怨的精力化為其他有意義的行動

「我不行的啦！」「我什麼能力都沒有。」「我一點也不漂亮。」——您若是已先有以上消極的想法，就可能還會埋怨：「自己比別人過得還不幸福。」「就是對男朋友的過去無法釋懷。」

這麼一來，每個人都有許許多多的抱怨與不平了。真是「天下本無事，庸人自擾之」，但是，世上還沒有不抱怨的人。

只要有著從幼稚變為成熟，從消極轉為積極的想法，以此來考慮自己未來的志向，心情就會愉快起來，也不再有壓力。當然，從壓力引發的身體不適也就獲得紓解。

例如：當我們想做料理的時候，看到冰箱裡只剩下半枯萎的青菜，這個時候，與其暗嘆：「這種青菜什麼都不能做」，還不如樂觀地想：「這些青菜可以做何種料理呢？」也許做一道美味可口的蔬菜湯也很不錯。

能夠利用僅有的材料加以變化，創造的人是不是很棒呢？所以，我們必須培養自己能夠把乍看之下很無聊的事情轉變為一種享受的能力。這真的是相當重要的。也就是說，把消極的想法改變新奇、有趣的思維。

訓練自己戰勝緊張和壓力的方法

在重要會議的前一天，或者是自己第二天要發表新的企畫案，當天的晚上心裡總會七上八下的，而且睡不著。其中也有人會非常緊張而感到困擾。這種症狀有專門的名詞，就叫做心臟神經症。

由於緊張和壓力使得身體感到不適。除此之外，也有人會因為緊張而導致腹痛、拉肚子，引起過敏性腸胃症候群的症狀；或者是因為怯場的心理，使膀胱受到刺激，會常常想上廁所。換句話說，就是輪到自己發表時，無法發揮實力，容易陷入以上的兩種情況。

想要摒除「難道不能做得更好嗎？」「如果失敗了該如何呢？」這二種想法

所施予自己的壓力，就要想辦法使自己在發表時能夠發揮真正的實力。

首先要訓練自己充滿自信，最好的方法便是自我暗示。您可以不斷重複地對自己說：「我現在一點也不緊張，身體狀況也很好，頭腦也很清醒，應該會很順利。」

接著想像自己就正在發言，試著模仿當時的情況。比方說，這個時候應該這麼說，那個時候應該那樣做……等等。事先想像自己在開會時要發言的樣子。只要不停地演練，便能夠產生自信，等到輪到自己發表時就會像練習一樣地順利。

還有，對於時常倍感壓力的人，最有效的便是自我訓練。

首先，坐直、輕輕閉上眼睛，從鼻子大口地吸氣，再從嘴巴一點一點慢慢地吐出來，肩膀不要用力。多次重複這些深呼吸的步驟。只要您覺得指尖部位愈來愈沈重、也愈來愈暖和時，便是達到放鬆的目的了。

這些動作不要在輪到自己發表之前才做，先在家裡進行會覺得更有效果。

最後的方法就是要改變態度轉為嚴謹小心。雖然以上所談的您都照做了，可是仍然失敗，這也無可奈何。

這時，試著改變態度，如此一來，您會意外的發現：不僅壓力獲得了紓解，自己也覺得輕鬆多了。

使右腦活性化，讓工作更具創造性

要使想像力的泉源——右腦活性化，光靠勤於整理桌面是不夠的。因為過度的清理，會使得原本掌握一切的右腦功能受到壓抑，就連重要的工作也無法妥善的處理了。

稍微有點雜亂，反而能夠使右腦更容易發揮它的功能，產生出更具有創造性的工作。

這種創造力也可以說是提高工作效率的方法。剛開始時當然有計畫的必要，而且那也是程度的問題。太過嚴苛的計畫，在實際工作時卻沒有那麼認真，便是本末倒置。這麼一來，反而會給自己帶來壓力。

如果我們要訂立計畫，就必須借助左腦具有的論理、分析機能。因此，在開始工作前我們之所以會熱中訂定計畫，便是由於左腦。可是，優先使用左腦來思考，反而會抑制右腦所具有的功能。

若是想要充分活用右腦，在仔細的擬定計畫之後，還要構想該如何來著手進行，這也是很重要的。事先有完整的規畫，左腦便能夠針對目標而採取各種的應對措施。

所以，只要右腦可以自由發揮，再憑直覺便可以想出許多有趣的點子。另外，不要堆積壓力，創造力才能充分發揮。

與其成為女強人不如做個溫柔嫻淑的女性

結婚之後繼續工作，對現代女性而言已是非常普遍的事了。於是，女性們並不介意同時扮演職業婦女、妻子、母親等三個角色。什麼都會做的優秀女性——這應該就是二十一世紀的女性新形象！但是，在這新形象的背面，卻也漸漸產生了「女強人症候群」這種新的症狀。

所謂的「女強人症候群」原本是美國的作家瑪格莉女士作品中的用語。為了兼顧工作和家事的女性，由於太過拚命，彷彿像是一根蠟燭二頭燃燒般的賣力。在此之前，不知道她們有無試著想過自己的體力是否能夠負荷？

容易有「女強人症候群」的人就是屬於完美主義者，凡事都要親自動手，如果認為請他人代勞做家事會有罪惡感的人，特別要注意了。此外，育有小孩的女性，倘若丈夫無法為您分擔，那麼，您的責任就比一般的家庭主婦更為重大。通勤時間太長或是工作較艱難都會對家庭有所妨礙。

因此，必須確切掌握自己有多少時間，可以做多少家事，再把事情分為三類：一定必須自己來處理的，某種情況下還是要做的，即使不是親自動手也沒關係的事情。

如此一來，在忙碌的時候，便可以請別人幫忙分擔一部分的家事。

能夠把家事和工作都做得盡善盡美，那只會出現在小說和電影的情節中。與其如拼命三郎一般，還不如多一點屬於自己的時間，免得因為忙碌而「蓬頭垢面」，失去女性原有的溫柔。

擁有要好男性朋友的女性必定亮麗動人

不論年齡，要成為一位睿智、卓越的女性，最好是有要好的男性朋友。要好的男性朋友是指：熟知您的個性，知道如何幫助妳發揮女性魅力的人。和這種男性談話之後，您會發現剛才所聊的話題會使妳獲益不少。這樣的男女關係是純友誼，而非戀愛關係。

在台灣，比較喜歡不去強調自我主張、聽從男性意見那類型的女性。

但是，在法國便不是這個樣子。法國的男性覺得女性如果沒有自己的意見，必定很無趣。當然，所有的男性都是這樣的，他們會認為：這個女孩子難道真的沒有什麼話可說嗎？……。而且，有著文化以及政治方面的知識，卻不能對男性侃侃而談，大多都會受到男性輕視。

由於男性有著這樣的想法，女性自不能夠疏忽。所以，法國的女性總是非常緊張，每天都努力地吸收知識，使自己有內涵。這麼做，除了可以擁有自己的想法以外，還能夠藉著機會來自我訓練。

陶淵明說：「盛年不再來，一日難再晨。」

台灣的女性不論年齡，漸漸地給予自己磨練的機會。只要發現自己興趣所在，就要慢慢地養成習慣。嗜好或唸書也好，什麼都可以，要儘早選定目標。

這個時候，就必需要有能夠幫助您的男性朋友。與他保持良好的關係，常常對談，自然就有更多訓練自我的機會。

「戀愛會使女人變美」真的嗎？

「戀愛中的女人最美」，這似乎是首歌曲的歌詞。的確，這也已經是不爭的事實。因為戀愛會使女性的荷爾蒙分泌量增加。有經驗的人一定不少，戀愛使得心情興奮，全身的新陳代謝也更加活躍起來。女性荷爾蒙自然增加了。

女性荷爾蒙原本具有防止皮膚內脂肪氧化的抗氧化作用，所以，可以保持皮膚的光滑柔嫩。

由於有著以上的相互關係，戀愛中的女性皮膚紋路會變細，膚色也會變得白皙，更容易上粧。另外，若是和戀愛的男性有了親密的接觸，更能散發女性動人的魅力。

例如：年紀輕輕就死了丈夫，卻沒有再婚的女性，會比較容易衰老。因為沒有性方面的接觸，導致荷爾蒙的分泌低下，老化也就比較快。

相反地，上了年紀仍然和丈夫一起生活的女性，更年期的來臨會遲得多。同時，更年期障礙的程度也會較輕。

但是，「交際花」卻也是一個問題。的確，和多位男性交往會使女性荷爾蒙分泌旺盛，不過，生活的步調也容易變得不規律。接著會因為睡眠不足以及營養不均而使肌膚立即由光滑變為粗糙。這一定要注意。

拉進彼此之間的距離會覺得更甜蜜些

英國編輯家博恩說：「友情會倍增喜悅而分割悲哀。」

其實，朋友並不一定多就好。相反的，結交朋友，與其多交不如致力於建立彼此的親密關係。真的想要結交朋友，首先應該致力於創造親密的、真正的朋友。有摯友一人，遠勝十位普通的泛友。

每個人似乎都有著界限的意識。例如：父母和兄弟姐妹、愛人以及配偶這些屬於自己較親近的人，自然不會有什麼戒心。與其有著近親的關係，當然是愈親密愈好。但是，對於自己所不怎麼認同的人，還是會保持一定距離的。

如果您想和要好的朋友維持著穩定的關係，見面的場所也很重要。譬如：相約在人多吵雜的咖啡店或是餐廳，還不如選擇公園的長板凳、咖啡吧的櫃　等較能拉近彼此之間距離的地方。

還有，這也和最近被論及的動腦方法一樣。總而言之，對於掌管思考和感情的右腦亦有直接的效果。

這和一般店裡中規中矩地保持一段距離擺一套桌椅的感覺不同，靠著吧　並肩而坐，會覺得對方就在您的身旁。

所以，那種感覺便能夠很容易地進入掌管情緒的右腦。您本身的思考模式和情感便會直接地傳達到對方的右腦，對方的想法也會傳到您的右腦——。如此一來，由於互相傳達彼此感覺的效果，二人的距離也就隨之縮短了。

因此，如果您真的想試試看，不妨坐在對方的左側，也就是在其左邊視野的範圍之內，講話時自然就會對著其左耳說。從左耳聽到的事情都會傳達到右腦。

千萬不要忘記，在您約會談心時，一定要坐在左手邊。

受到自己喜愛的人撫摸，心情為什麼會變好？

在床上哭鬧的小嬰兒被母親抱起來便會停止哭泣。這是因為母親滿足了小嬰兒想被疼愛他（她）的人哄、抱的需求。

人類便是有著這種根本的慾求，想被自己所愛的人擁抱（撫摸）。這是指生理方面的慾求，而心理方面的慾求指心靈上的解放而言。

不過，這擁抱、撫摸的對象可不是什麼人都可以勝任的。

莫洛亞說：「愛情與詩一樣，是一種藝術。」

如果是自己喜歡的人，那麼心情當然會好轉，若是自己討厭的人，您全身一定會起雞皮疙瘩，除了厭惡的感覺之外，心情還可能會更惡劣。

但是，為什麼會有這麼不同的反應呢？

其原因是由於每個人都有著自我空間。自我空間依個人的情況而有不同，通常其範圍為各人前一．五公尺，後一公尺之間。這個區域若是受到他人侵入，就會產生喜、怒、哀、樂等各種感情，這也是生理變化的表現。

那麼，感情和自我空間有著什麼樣的關係呢？

想要接近自己喜歡的人……這是最普通的感情。這個時候不難了解其自我空間是很小的，相反地，對於自己所討厭的人，自我空間也就變大了許多。

另外，還有各種的原因，根據某問卷調查，得到了以下有趣的回答：

「這要根據對方撫摸的方法」。一種是含有性方面的關愛的撫摸，而另一種則是屬於儀式化的觸摸方式。

例如：您參加公司舉辦的尾牙宴，飯後的舞會您本來是和一位沒有什麼交情的同事跳舞，而下一位舞伴則是您心儀已久的他。會產生何種變化呢？您自身雖然無任何變化，仍舊一樣跳舞，由於舞伴的改變，您的心境一定有著相當不同的感覺。

同時，對方也會敏感地察覺到您的變化。為什麼呢？因為觸摸是最能夠直接傳達感情的方法。

失戀不要灰心，要趕快振作起來

柴霍甫說：「戀愛不過是讓異性知道自私自利的自我縮影而已。」

每個人都知道失戀是非常痛苦的。所以，儘量不要想起自己結束了一段感情比較好。因為一失戀就會覺得茶不思、飯不想的，認為世界上發生的每一件事都事不關己。也有人由於失去了愛情而壓力過大，導致整個人精神崩潰。也有人不相信自己失戀，不願面對現實反而採取逃避的方法。

譬如：寂寞難耐，什麼都不想做的男性一定是大肆飲食、把自己麻醉在酒精之中……。這是最糟糕的，如果一直持續下去，不僅自己會嫌惡自己，還會變得痴痴呆呆的。

失戀以後，為了儘快振作起來·就要找回從前的自我。但令人擔心的是，如果您一直認為自己是為了愛情而生存，現今失去了愛情，就如同失去了生存目標一樣。

美國有一首老歌的歌詞是這樣：「她拒絕我的約會，使我心碎，我把她的下巴打碎了。」的確遇到對方不赴約，是個很大的打擊，即使對方有某些原因無法赴約，也會悵然若失。

為了不使自己陷入如此窘境，不要把所有的時間花在談情說愛，也要擁有自己的個人世界。不論是工作或是興趣都可以。二個人都應該擁有自己的時間，再共同創造一個二人世界。如果不幸這段感情不順利，您還擁有自己的世界，亦不致於完全崩潰。

所以，即使失戀也必須接受事實，之後再勉強自己將心力集中於工作和興趣上，雖然會很痛苦，仍是需要時間來解決。

包德雷爾說：「戀愛如股票市場，沒有穩定的股票。」

當一個人陷入苦境時，很多人都只是想祈求上天幫忙。殊不知要想脫離困境，除了自己要鼓起勇氣去克服外，是別無他法的。

千萬不要存有「哎！我已經老了……」的想法

您可知道什麼叫做「年齡自卑情結」嗎？這便是指著加齡（年紀過大）和年齡層而言。例如，我們常認為：「女性要在二十多歲結婚，三十多歲時育有子女。」到了這個年紀就應該這麼做，這是很理所當然的。

常常說：「我老了……」的女性，可能外表看起來會比實際年紀還要老。為什麼？因為「老」或是「不老」是由自己來決定的，連自己都決定放棄了，哪有可能不老呢？一直把「年齡」二字掛在嘴邊的人，就是有自卑情結。

並不是達到某個年齡的人才會這樣子，有些年紀輕輕的年青人也會有自卑情結，還要覺得別人都和自己一樣了才會安心。這種人已失去了自我與個性，對什麼都不再關心了。這麼一來，一定會比實際年齡還來得老。

為了不使自己的心境急速老化，最重要的就是為自己製造一些感性的時刻。比方說：漫步於青翠林間，實地去感受所有的美麗事物——。或者看部好電影使自己感動落淚——。

如此培養自己的感情，便不會再沈浸於自卑情結之中。試著尋找出自己的感性和好奇心，或者是有興趣的事情。每天就會輕鬆愉快地渡過，不會再感到自卑了。

人總是喜歡懷念過去的一些美好時光。可是，在現實的生活中，是沒有回顧過去、懷念過去閒情逸致的。要緊的是現在而不是過去。

忘卻更年期的種種壞處

女性到了某個年紀都會面臨停經的問題。通常是由四十幾歲到五十幾歲的這段時間，女性的身體狀況也會有很大的變化。百分之二十五～四十的女性會感到頭暈目眩、容易疲勞、也容易心煩、記憶力減退，注意力也不如以前集中。由於有個人差異，有的人除了月經不順以外，並無其他任何的變化。

更年期開始至停經為止的這段時期，稱為更年期前期。停經至更年期結束的這段時期，稱為更年期後期。但是停經的年紀不像上學期，下學期的區分。能以確切的日期劃分，因為大多數的人，都無法掌握自己的停經日期。

一般來說，專職的家庭主婦會比職業婦女更容易感受到更年期的來臨。還有女性的天職原本就是生育子女，強烈意識到自己沒有子女的女性，其症狀反而更多。

對於更年期有著不安感的幾乎是上了年紀的女性。但是根據調查，年輕女性中也不乏這種有不安感的人。

她們多半是因為月經稍有不規則、有發汗的症狀就覺得非常不安，前往婦產科受診，還懷疑自己是不是無法生育。

對於那些女性來說，停經還是很久遠的事。但是，她們卻會胡思亂想：認為自己是否已到更年期了？在潛意識中有著如此的不安感，待更年期真正來臨只會使症狀惡化。

想要輕鬆愉快渡過更年期，就必須忘卻更年期的種種缺點。不要覺得：母親的更年期症狀頗多，想必我也是這樣子。這是不對的。我們應以平常心靜待更年期的來臨。

再次提醒您身體和心理的關係

眾所周知，喜怒哀樂等各種感情會影響身體各部分。例如，當我們覺得羞愧時，臉就會變紅。高興時，表情也是快樂的。受到驚嚇，心臟也會為之一振。還有，緊張時甚至會很想上廁所。

這麼不可思議的人類身體和心理之間的關係究竟是如何呢？讓我們一起來探究其奧秘。

人類的大腦可以立刻判斷來自視覺、聽覺、嗅覺、味覺、觸覺等五種感覺所獲得的訊息，隨時傳令於身體各部位。

若是以醫學的觀點來說明身體和心理的關係，便是大腦將命令自視床下部傳到腦下垂體，加速自律神經的活動以及荷爾蒙的分泌，使心臟跳動加快，臉就自然變紅了。

大腦生理研究學者將大腦分為新皮質和舊皮質以及其下相連的腦幹。並且做了說明：新皮質是掌管「經常產生」的理性、思考，指引我們在面臨問題時，應該怎麼做、怎麼去解決。

舊皮質是掌管「強烈產生」的本能、情感，對異性的慾求等本能得到滿足時的快感，或者是無法使慾求得到滿足時，都是透過舊皮質來傳達訊息。

舊皮質下面相連的腦幹，便是掌管「最初產生」的生命，是控制自律神經的視床下部以及控制荷爾蒙分泌的腦下垂體所在。

這樣的組合便是身體和心理之間的關連了。是故，心理的活動不只關乎健康，和美容有也著密切的關係。

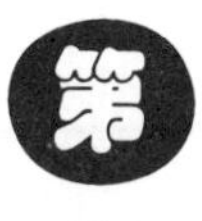

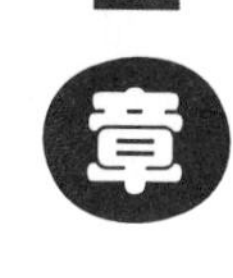

第二章 如何保養您的肌膚

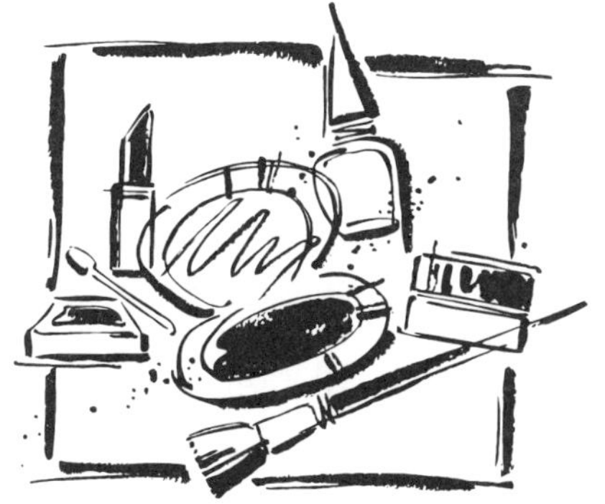

職業婦女要注意「慢性疲勞症候群」

最近，「慢性疲勞症候群」成了眾人矚目的疾病之一。其特徵便是如它的名稱一樣，有著慢性而且感到極端疲勞的症狀。平常普通的疲勞只要二、三日就可以回復，但是，這種症病卻有著更加惡化的情況。

除了疲勞感之外，可能還會持續怕冷或是輕度發燒（三十七·二～三十八度），喉嚨疼痛、耳朵以及鬢角下的淋巴節疼痛、肌肉酸痛、肌力低下、頭痛、關節痛、精神錯亂、記憶喪失、視覺障礙等神經系統的症狀，還有失眠等，實在有太多的症狀。

由於其症狀類似感冒，即使到醫院檢查也會被誤診為感冒。可是，如果症狀一直不見改善，而且時間愈拖愈長，就有必要懷疑是否為慢性疲勞症候群。

這種疾病最受到注目是在一九八三～八四年之間，美國某個地區相當流行，許多人有這種症狀。雖然其病因有人認為是病毒感染所致，但是，詳細原因至今仍不明白。

慢性疲勞症候群似乎是很容易罹患的疾病，而且女性患者較多，其中百分之七十～七十五均為女性。尤其是職業婦女得病的比例亦增多了。

那些女性大多數的能力都比男性強得多，只是不如男性那麼早有所成就，再加上又煩惱著結婚的問題，便很容易積存壓力，這實在應該歸咎於社會結構忽略了女性的立場。

就性格方面來說，有死腦筋、固守成規的人；總是黑白不分的人；每天都把工作做完的人、沒有什麼嗜好的人等。

要預防「慢性疲勞症候群」就應該擁有休閒的生活。千萬不要過度勞累、或是堆積太多的壓力。每週承受的壓力最好那一週的休假就儘可能的消除。

如何克服辦公室自動化症候群

雖說工作場所引進電腦，邁入了辦公室自動化的階段，身體因而感到不適的女性卻愈來愈多了。眼睛疲勞、肩膀酸痛、情緒低落、手疼……等。使用辦公室自動化機器的結果，引起了眼睛疲勞以及精神疲勞的辦公室自動化症候群。

那麼，該怎麼做才能夠預防這種症狀呢？

首先，最重要的就是不要使眼睛太過疲勞。有近視或散光的人一定要戴眼鏡或是隱形眼鏡。特別是女性，有點近視卻不戴眼鏡的人相當多。別忘了，眼睛疲勞可是加重辦公室自動化症候群最主要的原因。

還有，和自動化機器應該保持四十公分以上的距離。若是由於光線反射而使得畫面看不清楚，除了和上司商量之外，也要設法變動辦公室內物品的擺設。

工作的時候，不要連續二個小時以上眼睛一直注視著畫面，每一個鐘頭一定要休息五分鐘。此時，閉上眼睛使雙眼稍微休息，再看看綠色的植物，從窗口眺望遠處的風景，對消除疲勞具有很大的效果。

如果在工作場所很注重眼睛的保養，可是回家之後卻不停地看電視或是錄影帶，眼睛還是無法得到休息的。真正想要消除眼睛的疲勞，就要儘可能讓眼睛有充分的休息。

為了解決運動不足的問題，每天至少要活動手腕和肩膀各十分鐘。不要認為這很困難，像貓兒一般，做伸展的運動，也會收到良好的效果。

要注意辦公桌和椅子的高度是否適當

對於在辦公室工作的女性而言，腰痛是最大的煩惱之一。尤其是常坐在辦公桌前的上班女性，似乎許多人苦於腰部疼痛以及容易受寒的症狀。

在浴室內仔細地熱敷患部，稍作按摩或者是伸體操都可以緩和疼痛的症狀。

每天工作都得接觸的辦公桌，椅子是否適合您的身材?辦公桌椅的高度不適合會引起腰痛，接著就來告訴您如何檢查辦公桌椅以防止腰痛的方法。現在就讓我們來檢查常用的桌椅。

首先，檢查椅子的高度，以符合自己膝蓋以下的長度為準。完成之後，坐在椅子上來決定辦公桌的高度。試著坐在椅子深處，手肘平放和肩膀成九十度為最理想的高度。

不只是腰痛，肩膀酸痛以及眼睛的疲勞都是因椅子的高度不適合而引起。除了平常在辦公時使用的椅子，使用辦公室自動化機械時的坐椅也應該加以檢查。

所以，工作中不要一味地面對辦公桌，偶爾也要站起來來回地走動走動，彎腰伸展一下，懶惰不愛動是不可以的。

影印、泡茶都是起來活動筋骨的最佳時機，不要嫌麻煩而拜託別人代勞，勤快些，自己起身去做。

或許和椅子的高度有關，一直蹺腿也是造成腰痛的主要原因之一。因為重心偏向一邊，腰骨無法正確地支撐。而且，一直蹺著腿，小腿肚受到壓迫，血液循環就會惡化。由於這和各種疾病都有關連，還是儘早改正。

有了合適的辦公桌、椅子之後，深深地坐下，好好地把背筋伸直。這才是不會引起腰痛的健康坐姿。

◎正確「坐姿」方法

坐下時，背肌挺直，不要用力，深坐在椅子上，臀部和椅背緊密貼合。

②坐在有椅背的椅子時，為避免形成縫隙，臀部和椅背緊密貼合。淺坐時，上身靠在椅背上，當椅背和臀部間形成縫隙時，會造成腰部肌肉負擔。

③長時間坐著時，雙腳交疊，有時雙腳上下互換位置。腳交疊時，下方腳的膝關節和股關節保持九十度比較好。椅子有扶手時，將手擺在扶手上。

◎正確「立正」姿勢方法

背部緊貼牆壁，距離牆壁二十～三十公分站立。

②腹部用力，緊縮腹部與肛門肌肉。

③注意上身姿勢。同時，雙腳腳跟頂住牆壁，牆壁與腰部凹陷處形成可容納手掌的縫隙，就是「正確姿勢」。

④取得正確姿勢後，沒有牆壁的地方也可以進行練習。

⑤從這個正確姿勢開始走路，肩膀不要用力，以自然狀態擺盪雙手。

長時間站立時，單腳擺在較低的台上，可以避免支撐腰肌的肌肉緊張，使疲勞不易積存。

在床上也能夠做的「簡易腹部檢查」

任何人都會覺得自己平常十分健康，所以，不只無法感受到自覺症狀，甚至還認為自己不會被病魔侵犯。但是，出乎意料之外，在不知不覺中就產生病症的例子也不少。

現在就提供就寢前在床上也能做的「簡易腹部檢查」。

首先仰臥在床上，雙腿伸直儘可能的放鬆自己，再用手掌慢慢地撫摸腹部。如何？是不是稍微感到腹部膨脹與肌肉酸痛呢？如果像是觸碰到手一樣的感覺，就要考慮是否為以下的疾病。

就女性而言，最在意的不就是下腹部的疼痛嗎？如果感到下腹部一陣一陣的酸痛，而且月經量又增加時，就有可能罹患子宮頸腫瘤。但是，倘若有時覺得酸痛，有時又覺得不會，有可能是便秘。

另外，雖然不是常見的疾病，但是除了酸痛之外，若是還伴隨著疼痛，有可能是卵巢囊腫莖捻轉。這是由於卵巢囊腫從根部開始扭曲，使得卵巢血液循環不順暢，引起激烈的腹痛以及休克等症狀。所以，必須立刻動手術。如果是無月經以後的下腹疼痛，也會造成子宮外孕以及流產的情形，流產會引起疼痛，同時會出現不正常的出血；而子宮外孕則出血量似乎比較少。

除了下腹部之外，如果覺得右肋骨下方附近有硬塊突出，就有可能是肝臟腫脹。由於也有可能是肝硬化，因此若伴隨疼痛，大多是膽結石或是膽囊炎。另一方面，若是左肋骨附近腫脹，則會造成胰臟方面的疾病。特別是最近患胰臟炎的人愈來愈多，酒精類飲用過多是其原因。因此懇切地希望您能適度的飲酒。

上班女性所苦惱的「下顎關節症」也是壓力造成的

壓力（stress），是加拿大生理病理學家漢斯塞利耶導入醫學的名稱，專門的說法是指——「寒冷、外傷、疾病、精神緊張等原因，在體內產生的非特異防禦反應」。

簡單的說，即對於寒冷或精神緊張等刺激，人體希望能夠維持恆常的作用。此即生物體恆常功能。刺激會暫時導致此恆常功能紊亂。為使紊亂的恆常機能恢復原狀，對於生物體造成的刺激，在體內產生變化及欲使身體狀況復原的反應，即稱為壓力，成為壓力原因的刺激就稱為壓力原。

事實上，任何人在日常生活中都會經驗此事。只要是活著的人，無可避免的都會遭受過壓力。

什麼是下顎關節症？……這好像是從來沒有聽過的疾病！如其字面所示，這是一種引發下顎關節許許多多症狀的疾病。近來有增加的傾向。

其主要的症狀就是覺得下顎的肌肉以及關節部位會有自然的疼痛（非常痛苦）以及壓痛（似乎是用手指壓下般地疼痛）。另外，嘴巴開闔時會有骨頭摩擦的聲音。症狀嚴重時，嘴巴就會無法開闔。

除了這些症狀之外，還可能伴隨著眼睛、頸部、肩膀的疼痛、腰痛、手腳疼痛，與手指麻痺等現象產生。

發病的年齡層，明顯地以二十歲的女性佔多數。也就是能力強的職業婦女型的女性。原因之一，或許連年輕的一代都知道也說不定，就是因為她們喜歡硬體食物，所以咀嚼肌肉就逐漸失去其原有的功能了。

但是，還有一項十分值得注意的原因，那就是壓力。或許您會覺得非常意外，但人類只要一覺得有壓力，就會無意識地咬緊牙根。如此一來，咀嚼肌肉過度緊張，便會引起和肩膀酸痛一樣的疼痛，以及貧血、痙攣等症狀。

治療的基本辦法，首先就是要找出原因。

如果壓力是主要的原因，為了提高抵抗力，就必須去接受因應壓力的輔導；或是自我訓練，便咀嚼消除緊張。

同時，把用塑膠製成的護齒用具放在口內，以提高矯正咬合的效果。

規律正常的飲食生活有助於治療偏頭痛

咻！咻地，持續著像刺著頭般的偏頭痛，若是十分嚴重，眼睛內部會疼痛，眼前有一閃一閃的亮光，而且還會伴隨著噁心。偏頭痛大部分都是和脈動一致的拍動性疼痛。

偏頭痛通常伴有噁心、嘔吐、四肢刺痛、視線模糊及麻痺。過敏症是常見的偏頭痛原因。偏頭痛患者百分之七十是女性。

偏頭痛會使血液的流動遲緩，據說一部分是由於淤血所引起。大多數的患者因其家族性的因素為主，像是神經質，容易著急的性格、若會持續精神性緊張，就很容易發病。還有，努力家型的完美主義也要多加注意。

雖然有人不喜歡服用鎮定劑，但是偏頭痛時，即使只有一點點疼痛，一覺得痛就馬上服藥的人似乎比較好，因為如果有嘔吐的情況發生，鎮靜劑就不會有效了。

偏頭痛時，對於飲食並沒有必要變得特別的神經質，但是，也有起司與巧克力、柳橙會誘發偏頭痛的說法。酒精類也必須加以控制。而且，由於禁食也會引起偏頭痛發作，所以，一定要小心注意規律正常的飲食生活，避免鹽及會產生酸的食物。

另外，比起忙碌的工作日，晚起的週末也有可能引起偏頭痛。所以，千萬不要期望能急速地改變生活步調。

如何舒緩肩膀酸痛的痛苦

肩膀酸痛的三大原因是：一、姿勢不良，二、形成不良姿勢的生活環境，三、精神負擔（即壓力）。

想要預防肩膀酸痛，不管如何不要積壓身體、心理的疲勞才是第一要務。再者，工作和讀書之餘還要有運動、興趣、遊玩等來謀求心情的轉換，什麼都不做，悠閒的過日子也很重要。

平常就要做些運動來活絡全身筋骨。所謂全身運動並不是要做特別麻煩的運動，在椅子上也能做的體操便可。

伸出手腕交叉放在頭上，慢慢地大幅度前後、左右每三十秒各三次地伸展。接下來，手臂自然地垂下，伸展背脊，上半身慢慢地左右旋轉。然後站起來，用雙手交叉再觸摸手肘向前方舉出，左右交換地牽拉。手腕就保持這種姿勢，在頭部後方左右交換運動。再將背脊伸直，上半身慢慢向前傾倒，雙手盡可能向上伸展高舉，一定會有效果。

治療肩膀酸痛的方法有針灸、按摩、吃中藥、電療法等，不論那一種都有其效果。在適溫的洗澡水中浸泡也很有效。年輕的女性不喜歡以針灸來治療，深怕留下疤痕。最近市面上有販賣不會留下痕跡的產品，不妨一試！

要有耐心治療圓形脫毛症

男性的脫髮因素包括遺傳、內分泌及老化。女性也有脫髮的例子，程度較男性輕微，而且大多發生在停經後。

近日，女用假髮的銷售量大為增加，也就是說，苦於頭髮掉落的女性愈來愈多。患了圓形脫毛症而走訪皮膚科的上班女性也逐漸受到注目。

脫毛的程度有許多種，其中最常見的是大約十元圓幣大小。而其型式也有多種，分為「普通型」與「特殊型」二種。

「普通型」會呈圓形脫毛，甚至也可區分為只在一處脫毛的單發型與多處脫毛的多發型。和單發型相較之下，多發型似乎更難治療。

另一方面，「特殊型」之中也可以再分為「蛇行狀型」、「全頭型」、「氾發型」等三種類型。每一種都很難治療，而且也不容易治癒。「蛇行狀型」是自髮根部位開始脫落，比較常見於小孩子。「全頭型」則是整個頭部的頭髮都脫落，由多發型而轉變為「全頭型」的病例也有。「氾發型」則不只是頭部，像眉毛、腋毛等全身毛髮都會脫落。

為什麼會引起圓型脫毛症？關於其原因雖然眾說紛云，確實的原因卻尚不清楚。但是被視為最有說服力的是壓力說。由於壓力而引發精神、神經系統異常，會產生免疫異常。此種情形的免疫異常即是本來應負起保衛職務的淋巴結和抗體，卻反過來攻擊毛髮根部的細胞。

治療圓形脫毛症是不能焦急的，如果情緒低落，脫毛情況會更加惡化。所以不要愁眉不展，請耐心地持續治療。若是不太在意，用假髮將患部遮蓋起來也可以。有著「一旦有事也還有假髮呀！」這樣樂觀想法的人比較容易治癒。

另外，由於洗髮精具有按摩的效果，實在沒有恐懼的必要。反而有助於治療圓形脫毛症。

每日按摩頭皮，並將頭躺在斜板上，使血液流至頭皮，每日十五分鐘，有助頭髮生長。如果毛髮大量脫落，建議看醫生找出原因。

嚴重的「鼾聲」該如何應對

鼾聲是在睡眠之間引起的生理現象，而本身無論想怎麼阻止都阻止不了。該怎麼辦呢？要是需住宿的公司旅遊時期將近，某些上班女性一定會憂心忡忡。

造成鼾聲的原因是由於在睡眠中上顎內部柔軟部分的肌肉鬆弛，而引起呼吸時的振動。因此，應該是說每個人幾乎都會打鼾。雖然有易於產生鼾聲的人，但並沒有鼾聲的人也有。

一般來說，肥胖的人比較容易打鼾，但是，疲倦等因身體狀況不同也會產生鼾聲。而且咽喉的形狀也是造成鼾聲的原因。若是喉頭突起，氣道變得狹窄的形態，就較容易引起鼾聲。如果沒有病理原因，最好做振動源黏膜的切除手術；如果不想做手術，可改變睡眠姿勢或是閉口睡覺，以習慣來改進打鼾。

但是，有時也會有疾病潛伏的情形，實際上其原因也有可能是糖尿病。如此一來，就不只是咽喉部位的形狀有問題那麼簡單，也有可能自鼾聲發現其他的疾病。所以，異常大聲的鼾聲實有注意的必要。

鼾聲也可以藉由睡覺方式的改變而稍微有所改進。首先不要在枕頭下方放入東西並採取仰臥的姿勢；把手綁住讓手臂無法抬高的睡眠方法；打鼾時旁人將房間的窗戶開開闔闔，發出一點聲音並且讓空氣進來……等。不管是那一種方法都無法完全除去鼾聲，但不妨姑且一試。

足部冰冷無法入睡的解決之道

女性容易受涼的體質是無法改變的。雖然是夏天，但是，腳尖就像伸入冰水中般的寒冷。或是在冬天時，冰冷而又刺痛的腳尖，常會為因此而無法入睡的許多女性造成困擾。

這種容易受涼的體質，到底是怎麼引起的？其原因可能是由於自律神經和荷爾蒙不協調導致。

全身血管的收縮、弛緩會因應身體條件與外在條件的變化而加以調節。管理此調節的機構是自律神經與荷爾蒙。這些機構無法發揮其功能時，就會引起容易著涼的體質。這種體質的特徵是除了手腳冰冷之外，頭部也會熱得發燙。

解決的方法是要注意身體的保暖，另外也可以採用泡澡、運動的方法等。泡澡最好在就寢前，準備好一切，舒適地泡個熱水澡。用乾布摩擦、刺激皮膚也很不錯。

運動不只對於血液循環很好，也可促進自律神經的運作正常化。每天適度的運動很重要，其中，伸展全身筋骨的運動也頗具效果。您不妨一邊聽音樂一邊做柔軟體操。

除此之外，維他命E以及改變體質為目的的中藥也很有效果。但是，其處方一定要適合症狀。

雖說如此，少見的雷諾氏病、帕金森氏症會由於血液循環不良而引起容易著涼的體質。

另外，以外行人的眼光妄下判斷是絕對禁止的。如果病況十分嚴重，手腳發麻而且伴隨著強烈的疼痛，請前往醫院接受詳細的檢查。

骨質疏鬆症要從小就開始預防

人類的骨骼由二〇六塊骨頭與存在骨頭間的軟骨構成。相互間藉由關節連結，支撐身體各部分。骨骼的全重量約占體重的百分之二十。

最近「骨質疏鬆症」也成為常見的疾病之一。骨骼內有像眼睛般大小的孔，因而變得非常的脆弱。骨骼變得像浮石一樣，即使只是稍微轉動一下就會造成骨折，一骨折就相當困難治癒。有時候也會伴隨非常激烈的疼痛。

缺乏鈣質是骨質疏鬆的主要原因，它會導致骨骼裂痕增多、身高下降、臀部及背部的疼痛、脊椎骨彎曲。

女性眾多的疾病之中，尤其是停經後的女性、高齡的女性，常可發現「骨質疏鬆症」的病例。

其原因是由於停經後卵巢荷爾蒙的雌性激素減少。另外，消化系統對於鈣質的吸收也不再有效率，這也是骨質疏鬆的誘因之一。還有，外出的機會減少也是一項原因，由於沒有接受陽光的照射，體內的維他命D就會變得不足。

更恐怖的事情是：現今小孩們身體特徵都被認為是骨骼的軟弱化。即使把他們稱為骨質疏鬆症的預備軍也不為過。以目前的情況看來，現在年輕的一代在成長時，罹患這種病症的人數一定會愈來愈多。

所以，要預防「骨質疏鬆症」，必須從年幼開始。

另外，牛乳、乳酪、沙丁魚、魚乾、蕎麥、核果、海帶等富含鈣質的食物平常就應該多加攝取。但是不只如此，為了要讓身體有效率地吸收鈣質，就必需多做日光浴或是多做戶外運動。

休假的時候，儘量和太陽好好地做個朋友！另外，疲勞就以牛乳來滋潤喉嚨，僅是如此也有預防效果。

治癒便秘要從建立正確、有規律的生活做起

女性苦惱於不為人知的便秘依舊相當多。便秘不須多做解釋，它會使得皮膚粗糙以及形成臉上一粒一粒膿　之類的美容大敵。除此之外，也會有腹部的膨脹感、頭痛與肩膀酸痛等不愉快的症狀。但是，便秘最恐怖的是：長時期持續便秘，會容易引發癌症。

也就是說，便秘的期間愈拖愈長，就會愈容易導致痔瘡、大腸癌等疾病。

想要預防便秘就一定要建立規律的生活步調。因此．憋廁所是禁止的，每天都要有一段固定的時間來上廁所。對於早晨沒有時間上廁所的人，何不試著把上廁所的時間改在夜晚，也就是說，試著建立新的生活規律。

再者，在中午休息時間做做伸展體操，藉以運動全身。

飲食生活的重要是攝取食物纖維較多的食品。富含食物纖維的食品有高麗菜芽、南瓜、花椰菜、菠菜、蘿蔔乾、茄子、高麗菜、秋葵、菜花、葫蘆乾、紅蘿

萄等。

最近，大腸癌患者急速增加，其原因之一是飲食文化轉變為缺乏食物纖維的歐美型。

順便提一下，現代人的食物纖維攝取量和三十年前比較起來減少了百分之二十。食物纖維的必要量是每天僅僅二十公克，但是，要如何食用富含食物纖維的食物，將是今後飲食生活的重要課題。食物纖維雖然難以消化，卻有吸收水份的作用，進入腸內的食物纖維量增加，就會刺激腸子而使蠕動活躍。這麼一來，可以改善便秘的情況。

入浴後的腹部按摩與簡單的全身運動，對於促進腸胃蠕動也具效果。

痛苦的膀胱炎。不要怠慢上廁所是預防的第一要素

排尿時剎那間有疼痛、殘尿感以及頻尿等現象，您就該有所警覺了，這就是膀胱炎主要的自覺症狀。

誠如各位所知，膀胱炎是女性比男性罹患率高的疾病。那是由於女性的尿道比男性短這種器官上的差異所引起的。細菌一旦侵入就很容易到達膀胱。另外，尿道口和陰道與肛門相鄰，是故生理期以及白帶較多時，在排便之後、性接觸之後等情況下，細菌也較易入侵。

因為女性原本就具備諸多複雜的條件，如果長時間怠慢上廁所，細菌就會在膀胱內繁殖，引發膀胱炎。

膀胱炎的自覺症狀除了前述情況以外，也會伴隨腰痛。另外，尿液的顏色也會變紅紅濁濁的，或是較濃。

若是自覺到以上的症狀，請立刻至內科或泌尿科接受診察。醫院中由於有細菌和白血球有無的檢查，所以會實行尿液檢查。檢查結果若是被診斷為膀胱炎，醫生會開予抗生素，只要一週好好地服用此藥，幾乎都可治癒。

但是，儘可能的還是不要感染膀胱炎。所以，平時的預防便相當重要。首先，不可以怠慢上廁所。另外，廁所的時間表也要妥善管理。例如：以一小時半基準來做為上廁所的間隔時間，而多久則由自己來決定。

同時，若是攝取多量的水份則會促使排尿，尤其是咖啡與茶等摻加咖啡因的飲料，都具有促進利尿的作用。

腰部會隱藏嚴重的疾病

相信不少人曾有突然拿起重物時閃腰的經驗。這是因為骨或椎間盤及肌肉衰弱時，突然加諸強大力量，因為無法忍受強大力量而引起的。平常少運動、不常拿重物的人，絕對不要進行突然的動作。

腰痛持續著似鑽洞般欲打通穴道一樣強烈的刺痛。而在額頭也滲透著汗水。腰痛患者三十多歲比二十多歲，而四十多歲又比三十多歲的患者更多，並且是年復一年都增加著。二十多歲有初次經驗的人比較多。大部分是腰痛症（其原因不詳，單是「腰痛」的症狀）以及椎間板疝（做為緩和腰椎部位壓力緩衝器之椎間板，一部分露出而刺激到在兩旁的神經）二種。

家庭藥物中，能有效治療腰痛的，包括解熱鎮痛消炎劑與維他命劑。

腰痛在過了一個禮拜也不見症狀減輕，就有可能隱藏重大的疾病。如：消化器官的疾病以及便秘、膀胱炎、腎盂炎、腎結石、潰瘍等。甚至於當子宮瘤、子宮癌、卵巢囊腫以及子宮內膜症為其隱藏的病因之時，也會引起停止不了的疼痛。

針灸對於治療腰痛也很有效，但是由於其有可能會忽略了隱藏的重大疾病，還是先到醫院接受醫生的檢查較穩當。

幾乎所有慢性腰痛的原因都肇因於不良的姿勢。所以，基本的預防之道在於正確的姿勢。另外，肌肉的鍛鍊也是很重要的。

正確的姿勢是自耳朵往下的重心線：由肩膀到股關節的上方～膝蓋前方～腳踝前方，背脊全身呈現S狀地彎曲著。由於腰部無法直接支撐頭部、肩膀、胴體、手臂等，生理上就變得如此了。

腰痛的原因還可以舉出另一個因素——壓力的堆積。精神上疲勞的積存比起肉體的疲勞更容易形成腰痛。

最後，為腰痛的人介紹一些毫無負擔的睡眠姿勢。側睡時膝蓋彎曲，全身像蝦子一樣的蜷曲，使腰部不負擔重量。仰睡時則將棉被等東西墊在膝下，把膝蓋抬高，輕鬆入睡。

陷入愛滋病的恐慌之前應採取的預防對策

愛滋病（AIDS），又稱後天免疫不全候群，是免疫系統有缺陷的疾病，其問題於一九八一年被美國提出來廣泛地討論。

最近比較受到矚目的是經由異性間的性接觸而感染的比率增高了許多。也就是說，經由性接觸而感染愛滋病的人已經增多了。而且，年齡層也逐漸降低，曾經有十幾歲的女性罹患愛滋病的病例報告。

因此，愛滋病毒正一點一滴地悄悄貼近市民生活的中心，並且繼續擴展其觸角。若是您覺得愛滋病應和自己無緣，或許會有點危險性。可是，變成神經質也很令人困擾。

在此，十分重要的是要具備關於愛滋病的正確知識。如果能領會正確的預防對策，既不會覺得有什麼辛苦，也不會陷入恐慌。

引起愛滋病的病毒是不會由空氣感染與飛沫感染。飛沫傳染是唾液以及痰藉由空氣傳播造成的。加熱、漂白劑、酒精含量低的東西可抑制飛沫傳染。

愛滋病毒多存於血液與精液之中，因此，當傷口接觸到受傷時的流血、月經血、精液時，病毒便會隨之入侵體內。

接吻也有可能感染愛滋病。溫柔的接吻當然沒問題，若是激烈的接吻而口中又有傷口，就會因此感染。

而性接觸的對象如果是愛滋患者的情況下，以口交和雞姦的方式進行性接觸，這種容易伴隨著出血的方式，是非常危險的。

在預防愛滋病方面，最簡單也最確實的就是使用保險套。但是這指正確使用而言。首先，男性在進行性接觸之前一定要把保險套裝好。由女性來裝可能會覺得不太習慣，而且長指甲還有可能使保險套破損，所以，使用時要小心。

另外，因為射精後的陰莖會急速地失去勃起的能力，所以要儘早脫離女性的陰道。而且露出的部分一定要在陰道的外面。

重要的是要完全防止精液外洩。帶著保險套應該很安全……有此類想法，日後可能會欲哭無淚。是故，千萬別忘了要仔仔細細地正確使用保險套。

無視於醫師的處方而中止服藥實在危險

在資訊爆炸的現代，由於大眾傳播工具那種感性的播報方式更提高了某些藥品的副作用。或許是這個原因，對藥物抱持不信任的人愈來愈多……。但是，依照外行的判斷而中止服用是很危險的。而且，也有可能因為許多人不明白中止服用藥物之後的副作用。另外，中止用之後導致症狀惡化的病例也不在少數。

例如：某位苦於高血壓的女性服用了一段時間的血壓降低劑，同時卻由於同事的一句：「持續服用血壓降低劑，難道不會因為副作用而引發糖尿病嗎？還是不要再繼續服用。」而中止服用藥物。於是，短暫的頭痛就開始了，並且由於無視於醫師的處方，血壓就會急速上升。其間若是惡化，也會引起心肌梗塞以及腦梗塞。

某位女性接受了治療膀胱炎的處方，藥量為一個星期，但是服用二天之後症狀就痊癒了。她的朋友也勸她不要再吃藥了，於是她便中止服藥。但是三天之後卻引起發高燒和腰痛。再去受診，結果膀胱炎已惡化為腎盂炎。

對於膀胱炎和咽喉炎（喉嚨疼痛）所使用的抗生素，若是在症狀改善之後中止服用，不但症狀會更加惡化而且也會變得難以治療。按照處方好好地服用藥品，並檢查確認完全沒有細菌留在體內以後才可以停止用藥。

女性因為友人、同事的不正確勸告而中斷服藥的人似乎很多。由於一句話就有可能使得他人的病症更加惡化，所以千萬不要道聽塗說，而聽者也不要盲從，信以為真。

減輕生理痛、頭暈目眩的訣竅

任職專門人員與管理人員的職業婦女，確實在增加之中。對於那些職業婦女而言，最煩惱的就是生理痛。由於身體不太舒適，所以今天想請假……類似這種不得已的情形實在十分痛苦。

但是，如同工作障礙般的生理痛，被認為是身體的某處有所異常，所以要特別注意。

例如：月經前腰痛或腹痛嚴重時，以及伴隨著發燒時，月經量很多而且伴有血塊時，還有月經持續十天以上時等……。特別是三十歲以上，有上述症狀的人不單是生理痛，也有可能隱藏著子宮瘤與子宮內膜症等重大的疾病。切勿隨意服用市面販售的鎮痛劑，到醫院就診比較好。

受診以後若無任何異常，就儘可能使自己舒適地渡過生理期。每天只要五分鐘，將雙手交叉在頭上向上伸展，一面伸展手臂，一面將身體左右搖動，做做伸展側邊的柔軟體操。在運動身體的同時，不僅有益於骨盆內的血液循環，也能夠減輕令人厭煩的腰部四周疼痛。

多次入浴也是好的，當然淋浴也沒關係。清潔身體之後輕輕伸展一下，也可以減輕生理期帶來的痛苦。

保持心情愉快也很重要。穿著漂漂亮亮地，房間裝飾著美麗的花朵，聽著自己喜愛的音樂，以悠閒的情緒喝茶，演出一個休閒、輕鬆的自我。記得要和平時生活步調不同。

生理不順就表示身體的情況亮起紅燈

每個月一次的月經來潮，其週期應該因人而異，一般說來一個月一次，但是正常的週期是二十八天。

月經是由腦中的視床下部、下垂體分泌的荷爾蒙給予卵巢刺激而開始的。經由這些荷爾蒙的作用，卵細胞就會在卵巢內成長，不久卵子就會離開卵巢，這就叫排卵。

排卵之後的卵巢會製造黃體荷爾蒙，使子宮內膜不管何時都呈現可能懷孕的狀態。但是若沒有懷孕，子宮內膜就會脫落而被排出，這就是月經。

月經週期有時候也會產生很大的混亂。例如：甲狀腺荷爾蒙的分泌量異常時，以及腦下垂體分泌的催乳激素這種荷爾蒙量異常的多時等。順便提一下，所謂催乳激素就是在授乳期間增加的荷爾蒙。

荷爾蒙的平衡失調是由於壓力過大，刺激過大所引起。例如：和別人有一場大爭吵之後，月經就會停止或是變得不規則。另外，因為不合理的減肥使得體重急速下降，也會引起生理不順的情況。

月經停止半年以上還放任不管，子宮會萎縮而且變得難以治療。所以，還是趁早接受診察。另外，出血量很少而且一～二天就停止，或者是週期在二十五天以下或是四十天以上時，都無法產生正常的排卵。這種情形的特徵是有黑漆漆渣滓般的出血。有心的人請試著測量基礎體溫，沒有排卵的時期從頭到尾應該屬於低溫期，若是您正是這種情形，請立刻到醫院接受檢查。

男性也想了解「女性疾病」

女性和男性不同，具備為了懷孕的器官——子宮與卵巢。再說，這些器官是非常纖細的，只要有點毛病就會引起疾病。

其代表性的疾病便是子宮肌瘤與卵巢囊腫。

子宮肌瘤是女性器官產生的腫瘤之中最常見的良性腫瘤。月經來時出血量過多就會出現血塊、經痛以及腰痛。

另一方面，卵巢囊腫是在卵巢中產生袋狀的腫瘤。由於其完全沒有自覺症狀，所以等到囊腫變大以後才發現的病例很多。只發病一種，或者是二種都發病，而其發病的部位也是各有不同。雖然幾乎都是良性的，由於其間也會惡化，所以腫瘤若是大到如拳頭般時就要考慮動手術。

不論是那一種，只要是女性，誰都有可能罹患。子宮肌瘤不管是已婚、未婚，三十歲以上的女性每五人之中就有一人患病。而年輕的女性罹患卵巢囊腫也並不稀奇。和年齡似乎一點關係都沒有。

一般說來，這種女性特有的疾病被誤認的例子不少。

比方說，年輕的未婚女性被診斷為子宮肌瘤時，周遭的人特別是男性，一定會有人另眼相看的說：「子宮與卵巢的疾病，未婚女性是不會罹患的。」這樣的偏見真令人討厭。也有在手術日延期之間病情惡化，用救護車送去急救的女性。

為了不要產生這樣的悲劇，希望男性也能明瞭女性的疾病，以及有關女性生理變化的事情。

同時，女性也應該具有正確的知識。例如：接受子宮的手術後，就不要一個人胡思亂想是不是自己不再是女性，會急速地老化；是不是不能結婚等問題。以醫學觀點來看，即使把子宮全部拿掉，而女性分泌荷爾蒙的機能只要正常運作，不會一下子就進入更年期。當然是不能夠懷孕了，不過如果是部分切除，還是有可能的。

此時就要完全捨棄既有的偏見了。不幸患病的女性一定希望周遭的人以關懷的態度來接納她，畢竟因為女性呀！

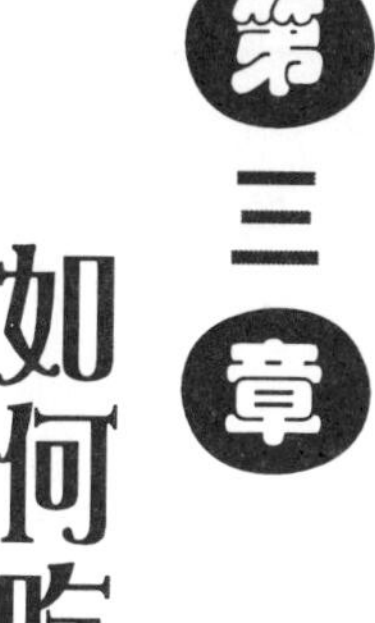

第三章　如何吃得更營養

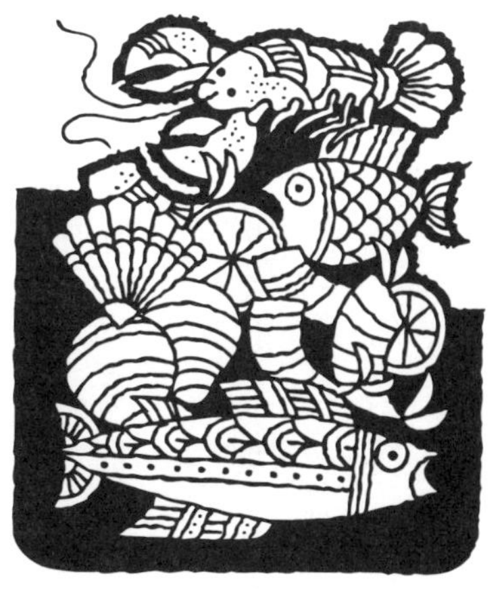

對身體有害的食物

在我們邊看電視、邊看書、邊聽音樂的時候，手中總會拿著一包零食吃得卡吱卡吱響的。零食吃起來口感良好，也很容易被消化吸收，不論您是否喜歡，都可以吃很多。

可是，一旦消化器官習慣吸收這類食品，脂肪的代謝便不能夠有效的進行。由於多餘的卡路里無法轉變為熱量被利用，反而形成皮下脂肪。

也許您會認為：反正不甜，也不會發胖，無需操心，漸漸您就會後悔的，千萬要注意。

除了零食外，還必須留意的便是，我們常常若無其事吃的速食以及罐頭食品等。這些食品自製造日期一直到被我們食用期間，相距半年～一年都不算稀奇。但是，其中含有的油質若是存放愈久，就會氧化為過氧化脂質的危險物質。過氧化脂質如果流進血液中，而且超過一定的濃度，就會刺激到血管，繼而引起動脈硬化，腦中風、心臟病等重大的疾病。

另外，加工食品之中最可怕的便是其食品的添加物。平均每個人每天吃進四十公克以上的食品添加物。火腿以及番茄醬的發色劑、亞硫酸鈉若是食用過多，會引起氣喘和發汗的症狀。小麥粉以及魚板所使用的漂白劑、過氧化氫等均被疑似為發癌性物質。

做為合成保存料和防腐劑的磷，如果和鈣沒有成一對一的比例來保存，便無法正常的作用。其結果就是：攝取過多的磷會引起骨骼的老化、腦神經的疲勞、腰痛、失眠、頭暈目眩等各種的症狀。因此，明白了防腐劑導致癌物質之後，就應該儘可能少吃含有防腐劑的食品。

為達健康和美容的功效，冰箱內應存放的七種食物

為了使營養均衡，每一種食物多多少少都應該吃一點，才算是理想的飲食生活。但是，那真的很困難。若是在外面用餐較多，造成飲食習慣不正常也沒有辦

法。這個時候就要好好的利用您的冰箱了。

先買好一些能夠補充您容易缺乏的營養素食物存放於冰箱如何？最容易流失的鈣質可以藉由牛奶和優格來補充。或是想到便可抓一小把吻仔魚來吃。對於不喜歡喝牛奶的人強迫他喝是一件很困難的事，所以對厭惡喝牛奶的人，可利用乳酪、乳酸菌等乳製品代替。

花椰菜、人參、芹菜內含有使纖維和肌肉健美的維他命A。還有，燙過之後再簡單切切即可食用的黃綠色蔬菜也很方便。人參片在邊看錄影帶邊食用是最恰當不過了。另外，早餐食用半個富含維他命C的葡萄柚也是好的。

在冰箱內準備牛奶、優格、吻仔魚、花椰菜、人參、芹菜、葡萄柚等七項食物，您就能擁有健康的身體了。

身體不適時，吃點能夠精力充沛的食物

當我們身體不舒服時，食慾也會不佳。而且如果是自己做料理的單身者，更

會覺得開伙很麻煩。因為怕麻煩，便會認為隨便吃些點心就好了……。其實這並不是正確的觀念。我們不應該為了怕麻煩而多吃一些不必要的食物。

以下就配合症狀介紹一些對身體有益的食物。

發燒或者是拉肚子時，由於很容易引起脫水症，必須注意水份的補充。所以，發燒時喝礦泉水以及牛奶，拉肚子時喝點熱湯或是清燉肉湯等熱的湯類。若是拉肚子的情況不太嚴重，最好一整天不要吃東西，讓腸胃得到休息，只要補充水分便可以。在恢復期時，不妨添加油分少的蘇打餅乾於清燉肉湯之中。或是每隔二～三個小時就喝一些冷麥茶也可以。

用三杯水加半杯糙米煮四十五分鐘，過濾後，每天喝三杯，有益於治療拉肚子。喝薑茶對腹痛也有益。

發燒而沒有食慾時，可以吃點口感好的優格、果子凍、果子露等食物。橘子和葡萄柚均可以補充水分。但是，要避免食用太鹹、太辣以及酒精類的食物。

退燒之後可以喝點熱檸檬汁。切半個檸檬，倒入一杯熱水，再加三大匙的蜂蜜攪拌，如此便成了熱檸檬汁，一定能夠慢慢地讓您恢復食慾。

喝下熱檸檬汁使您有點食慾以後，其次就是要吃點能夠恢復精力的蔬菜湯。在鍋內放入切好的大塊馬鈴薯、甘藍菜、人參，和清燉肉湯一塊兒煮開。將它們煮得爛熟之後，這就是一道既不造成胃腸負擔也可以暖身的湯。

加班回到家之後，多用點醋來做菜

當我們早晨雄心勃勃地說：「今天要好好努力工作！」可是仍留下許多未完的工作，「真是好累呀！」待夜晚回到家中便覺得疲累不堪，和早上的心情完全不一樣。

這時候，用醋來做菜會有意想不到的效果。原本醋就是對身體有益的調味料，尤其對於恢復疲勞特別有效用。

我們的身體若是太過疲勞，肌肉的乳酸便會增加，這就是使我們倦怠的原因。運動過量或是工作過量而感到疲憊時，其實就是身體內部的乳酸增多。

而醋裡面含有的枸櫞酸，正能夠有效地除去會引起我們疲勞的乳酸。所以，喝醋或是以醋做菜都可以消除疲勞。

另外，醋的成分之中亦含有能促進食物在體內轉變為熱能時的代謝功能之物質，使新舊東西的更新加速。醋並且也有減肥的作用，在此就不多說。多吃些泡菜、醋漬肉、胡瓜等含醋的食物。

喝醋對身體無害，但要注意不良廠商所製造的成品，其中可能加入微量的鹽酸或硫酸。若是良質的釀造醋，必能感覺香味及柔柔的醋味，合成醋則有刺鼻的臭味。

但是，喝醋時要注意：直接喝下大量的醋會刺激胃，所以一次喝一小杯就夠了。還有，由於醋有一種很強的刺激味道，在喝的時候不妨加點蜂蜜。

健康飲料和果菜汁那一個對身體健康較有幫助

在一陣的健康熱潮平靜下來之後，店面還是擺著許多尚未賣出的健康食品。今天，還是有人會因為看了廣告就去買那種自稱喝了能夠更健康的健康飲料。

所謂的健康飲料也就是「機能性飲料」。喝了這種飲料，可補充食物纖維、鐵質、鈣質以及各種的維他命。

但是，絕對不可以相信健康飲料的宣傳文字，因為和一般的藥劑比起來，健康飲料只含有少許的營養成份。就連營養飲料也是一樣。的確，這種飲料含有各種的維他命、礦物質，還有一些其他的屬於中藥的強壯劑。

其實，疲勞時最好是休息。如果沒有充分的休息，反而一味的依賴這類飲料，疲勞程度可能永久都無法恢復。

在健康飲料中，還有一種很受歡迎的便是「運動飲料」。據說由於其和體液有著相同的浸透能力，可以迅速吸收，消除疲勞。不過，經由幾個實驗結果證實，它的吸收速度似乎和水分差不多。比起果汁只不過是糖分較少罷了。

因此，最好還是喝含有番茄以及芹菜的果菜汁。不僅維他命多，也富含能使血壓下降的鉀質。但是，鉀質排泄不是十分流暢的腎臟病患者，要注意過度的攝取會危害健康。

洗澡時泡泡熱水，舒展手腳，可使一日的積勞一掃而空。洗澡水的溫度在三十八度C以上，可令關節上的肌肉鬆弛，使你睡得香甜。

如何烹調意想不到高營養的冷凍蔬菜

也許有人會認為，冷凍食品滿方便的，但是營養方面可能就……。有這種想法的人快快改正，好好利用冷凍蔬菜。

蔬菜當然是食用剛剛摘下的最好。由於蔬菜含有豐富的維他命A以及維他命C，儘可能食用新鮮的。但是，經過運送、貯藏，或者是擺得太久，營養都會流失。

還有，即使您特地去買原產地直銷的蔬菜，可是冰在家裡的冰箱數日之後，維他命仍然會漸漸流失。

那麼，該如何來保存蔬菜呢？冷凍蔬菜的作法便是：首先，把從產地剛摘下的蔬菜直接加以處理。在冷凍之前先進行支化作用熱處理，雖然這種方式多少會損失一些維他命，可是比起在店裡販賣的蔬菜，營養價值更高。

而且，蔬菜和魚、肉的情況不同，不需要經由自然解凍的程序，從冰箱取出後，還是仍然保有維他命和鈣質。

烹調時，要注意：加熱蔬菜所產生的汁不要倒掉。因為裡面應該有蔬菜內流出的維他命和礦物質。加些調味料再煮一會兒，和蔬菜一塊兒食用是很好的。

另外，不只是營養價值這方面，只要食用必需的份量，不需要捨棄，也不會製造垃圾，真是合理又方便。

蔬菜中富含維他命、礦物質與膳食纖維。尤其黃綠色蔬菜，更是營養的寶庫，富含胡蘿蔔素，是形成精力、體力的來源。人體內沒有維他命或礦物質，則不論攝取多少營養素，也無法加以吸收利用。

一天食用三百公克的蔬菜使您更美麗

食物的營養成分包括醣類、脂肪、蛋白質、維他命、礦物質、纖維素和水等。吃不同種類的食物，是得到均衡營養的基本原則。

蔬菜中含有豐富的礦物質、維他命、膳食纖維、微量元素。飲食中一旦少了蔬果，體液不易維持酸鹼平衡，無法維持身體健康。

為了使自己擁有健康的美感，絕對要多吃蔬菜。但是，到底該吃多少才好？

就補充纖維、維他命的方面看來，必須一天吃三百公克的蔬菜。如果您認為：既然一天要吃三百公克的蔬菜，那麼就早餐吃完好了。這是不可以的。最好早上配合著沙拉醬一起食用，中午的便當裡要有蔬菜，或是買些羊栖菜做的料理來食用。

即使在外面餐廳用餐也要點一些時下的蔬菜，若是沒有什麼新鮮的蔬菜，多吃魚、肉也好。不過，一有機會還是要多吃蔬菜比較好。

所謂三百公克大約是雙手捧物那麼大。把黃綠色蔬菜之胡蘿蔔、美國芹菜、花椰菜、淡黃色蔬菜的甘藍菜等各種蔬菜合在一起，認定那就是「一天應該食用的蔬菜份量」。那些差不多就足夠了。自己做菜時，試著在鰹魚醬下面鋪一些茼蒿，在牛肉的下面鋪菠菜去燜燉。

還有，平常沒什麼吃蔬菜的人，可以利用周末向菜販或超級市場買一些青菜。再者，以此為材料多變化地做幾道菜。例如：在燙青菜上面擺一些生菜，其上再擺一些水果……。以補充一個星期來蔬菜攝取之不足。

請千萬記住：一天一定要食用三百公克的蔬菜。

如何預防飲食過量

您可知道人類的大腦中有一種控制食慾的視床下部中樞器官嗎？其中亦含有滿腹中樞以及攝食中樞。

通常，我們一吃東西，食物便會從胃運送到大腸消化、吸收，血糖的值也會增加。另外，由於血糖下降，胰臟會分泌一種胰島素的荷爾蒙，接著會刺激視床下部的滿腹中樞，使我們會有飽足的感覺。

但是，如果吃得太快，會造成滿腹中樞受到刺激之前，下一口食物又進入胃腸的情形，便會形成飲食過量的狀態。附帶提之，開始用餐三十分鐘以後，血糖上升，胰島素的分泌才會達到顛峰狀態。

其實，飲食過量也有可能是由各種壓力造成的。例如：苦於人際關係不佳，慾望不能達成，就會暴飲暴食以求紓解。因此，為了防止飲食過量，首先必需自己目前承受了何種壓力，同時也可參考以下的預防飲食過度方法。

首先要做的是，改正自己進食速度太快的習慣。就像在滿腹中樞接受刺激之前，東西已經吃完了。所以，開始練習細細咀嚼。還有，在外面餐廳用餐時，儘量不要點客飯，最好點套餐，在下一道菜上來之前可以稍作休息，給食物有消化吸收的時間。而且在咬東西時，把筷子或是叉子放下，便不會使自己一口接一口很快的吃，這也是防止飲食過量的好方法。

過度減肥會使生理期不正常

嚮往有著苗條身材的女性似乎仍然很多。可是，要注意減肥還是有限度的，過於削瘦看起來一點也不美麗。

您應該知道過度的減肥非常危險。過於勉強自己節食，反而造成生理期停止的例子比比皆是。

為什麼這麼說?因為對生理方面有影響的不只有卵巢和子宮而已。更重要的還是腦部的視床下部以及腦下垂體。從這些器官下指令給卵巢分泌荷爾蒙，才開始我們的生理期。突然體重急遽下降，腦部一時無法分泌荷爾蒙，結果就會導致生理期的停止。

因此，在控制體重的同時，也要注意是否會為身體造成負擔。現在介紹幾個預防方法。

首先，最基本的就是不要吃甜食。

還有，年輕女性之中有些人不吃早餐，這對身體不好。早餐一定要吃，而晚餐少吃點倒是沒關係。另外，在睡前的一個小時最好不要吃東西。

午餐要避免高級的料理，達到營養均衡最要緊。

酒和清涼飲料也是發胖的原因。所以喝酒也要稍微控制，不要喝可樂以及果汁，改喝礦泉水比較好。

另外，每天要做十分鐘的伸展操，不要忘記。除此之外，不要暴飲暴食，應細嚼慢嚥。還有，在吃飯前先喝一些清燉的湯汁也可以防止飲食過度。

順便提一下，您的體重若是在標準體重（身高減一百公分再乘以〇・九）（公斤）增加百分之十以上，則需考慮減肥的問題。

葡萄柚可以消除惡性的膽固醇

如大家所知：膽固醇分為良性和惡性二種。惡性膽固醇（ＬＤＬ）會阻塞血管壁導致動脈硬化等疾病。而另一方面，良性膽固醇（ＨＤＬ）則能除去動脈管壁的膽固醇。

所以，如果膽固醇的值過高，就是某一種膽固醇含量有問題了。若是ＨＤＬ含量增多，我們當然是很歡迎。可是，也有可能是ＬＤＬ的值升高，這一點是必須留意的。

通常，ＬＤＬ超過一百七十毫克時，就叫做「膽固醇含量高」。一百七十毫克到三十毫克之間還可以進行食物療法，而三百毫克以上的情況就要吃藥治療了。由於這真的攸關性命，所以我們在平時就必須注意LDL的含量是否過高。最近發現可抑制LDL值的食物便是葡萄柚。

這個好消息是由美國佛羅里達大學醫學院的詹姆士．西魯達教授以及其研究小組發現的。根據詹姆士教授的研究，葡萄柚含大量的抗氧化物質，熱量極低，其果肉和果皮含有的果膠有促使血清膽固醇下降的功能。而且果膠也是果實成熟所不可或缺的角色。

另外，葡萄柚內含有的維他命C也有淨化血液，促進膽固醇新陳代謝的功能。如果維他命C含量不足，血液經過肝臟時將無法使膽固醇正常地與血液分開，血液中的膽固醇值也不會下降。

高纖、高鉀、高葉酸的葡萄柚，近年來廣受女性喜愛，酸甜多汁的美味令人難以抗拒。您是否想多知道一些有關葡萄柚的優點呢？

1.早晨吃葡萄柚，可預防便秘。

2.加蜂蜜榨汁飲用，可預防雀斑，對健康、美容有幫助。

3.葡萄柚汁加蘇打水作成的飲料，清涼爽口，味道芳香。

喝太多藏草茶健康食品會得反效果

「過猶不及」……這句諺語正可說明現在的健康食品熱潮。

可是，倘若食用了過多的藥草和所謂的健康食品，而且一點也不知道其成分以及作用，不僅不會有任何效果，反而對身體有不良影響。也就是說，會產生「有毒物質」。另外要提醒您的：這只不過是其中一小部分罷了。

譬如：柿子葉製成的茶含有豐富的維他命C，具有降低血壓的功效。所以，低血壓的人便不適合喝這種茶。就像高血壓的人不適合飲用可使血壓上升的人參茶一樣。由於個人體質以及攝食方法的不同，是毒物還是良藥誰也不知道。

所以要提醒大家的是：千萬不要食用過多的健康食品。如果食用過多，會對身體造成不良的影響。像最近流行的藏茶，飲用過多反而會使體內排泄不良物質的功能衰退，進而造成便秘的現象。

還有，可以減肥的烏龍茶也是一樣，有報告指出：喝太多的烏龍茶反而會使肌膚變黑。

錯誤的飲食觀念不只沒有效果，還會對身體造成傷害。所以，不要光是迎合風潮，還是必須明瞭自己的體質以及正確的食用方法才能安心服用。

天天吃水果，不僅讓人生氣蓬勃，也能得到健康長壽。生果汁比藥更好，能夠維持身體健康，具有美容與減肥的功效，能夠活得更健康。

預防成人病的健康對策

最近，高血壓、糖尿病、肥胖、心臟病等成人病的罹患平均年齡有下降的趨勢。有時甚至小孩子都有可能罹患。

其原因就是飲食生活習慣所導致的。雖然說家族中有人得過成人病才會比較容易罹患，但是，飲食習慣還是重要的影響因素。例如：家族中有高血壓的患者，一定是喜歡在做菜時多放一些鹽巴；家族中有糖尿病患者，一定是常常食用高蛋白質的食物……諸如此類等。

為了擁有健康的生活，我們應該多多注意飲食習慣。最重要的就是不要吃得太鹹。少放點鹽，儘量吃得清淡些，減少食物中的鈉質，便可以防止血壓上升。若要積極地減少鹽分，就不要倒太多的醬油和番茄醬，用沾的就可以了。

鉀質可以吸收含有鹽分的鈉質，柑橘類的水果中便含有豐富的鉀質。飯後吃點柑橘類的甜點，也可預防成人病。

食物纖維以及海草類食物也可以防止鈉質的吸收。每週吃一次海草沙拉是很好的。或者吃些芹菜和胡蘿蔔等也可以從中攝取纖維。

另外，同時食用魚的蛋白質和鈣質，可以防止血壓升高。所以，一個星期可以吃魚二～三次，除了小魚干之外，蔬菜中也含有鈣質。

蕪菁、小松菜、春菊、白蘿蔔的葉子、菠菜、花椰菜、韮菜等蔬菜都含有許多鈣質。煮好的魚配上燙過的菠菜再淋上一點調味料，便是一道最健康的料理。

乾果除了含有脂肪外，也富含蛋白質、膳食纖維、鐵、銅、磷、鋅、錳等礦物質，以及維他B和E等。不僅能預防心臟病，也能防止某些癌症的發生。

「油」和「脂」還是「油」比較受歡迎

我們減肥最主要的目的就是要消去油脂。但是，這麼做會使肌膚失去彈性與光澤。如果腹部堆積了油脂，反而可以防止飲食過量。

是故，油脂也是不可缺少的營養素，還是要注意。

油脂對身體有好也有壞。對身體有益的「油」到底是什麼?尤其是對身體有益的橄欖油，具有降低血液中膽固醇的功能。

魚的油脂也沒有害處。即使在冷水中，這種黏糊糊的油進入我們的體內也不會凝固。就算吃太多也不會使血管阻塞，引起各種疾病。

有問題的是牛肉和豬肉的脂肪。人類的體溫大概是三十六・五度左右，牛的體溫比人類的體溫還高，大約是三十九度。因此，牛肉的脂肪很容易在人體內凝固。也就是說，其脂肪容易在體內堆積。而且還會阻塞血管，妨礙血液流動。

會引起各種疾病的就是這種脂肪，最好儘量不要攝食。

常常聽隨身聽的人要多補充維他命B_1

搭捷運時，經常可以發現戴耳機聽隨身聽的年輕人。雖然其他人只聽得到沙沙地聲音，可是本人卻完全沈醉在音樂的世界裡，一副旁若無人的模樣。

但是，要請您注意的是：常戴耳機會對身體造成傷害。旁人所聽到的沙沙聲，實際上都是相當高的音量。

其實，這種由耳機傳到耳朵的大聲音量不僅容易引起重聽，還會奪去體內含有的維他命B_1。

原本，人類的身體受到外來的刺激時，便會產生壓力。這個時候，排解壓力、保護身體的便是維他命B_1。而太大的音量不可能不對身體造成壓力。如果維他命含量不足，就會引起失調，脾氣也會變得暴躁。

另外，維他命B_1還扮演著其他的角色。它可以幫助糖類的代謝，避免過量的酒精傷害身體……等。讓我們來看看現在年輕人的生活：糖份含量高的清涼飲料以及酒精類飲料都喝得相當多。這麼一來，自然耗去許多的維他命B_1，更何況還有聽隨身聽產生的壓力。就算不是以非常公正的眼光來衡量，都可以明白維他命B_1的含量已明顯不足了。

因此，喜歡聽隨身聽的人要注意了！一定要在飲食方面多注意維他命的補給。最好的方法便是改食糙米。不過，裙帶菜、芝麻、豬的絞肉也要儘量多吃，可以補充不足的維他命B_1。

過於依賴維他命劑也不見得好

近日，不停地工作，暗嘆連好好吃飯的時間都沒有的職業婦女，是愈來愈多了。但是，能夠使她們如此精力充沛的卻是維他命劑。在她們的皮包或抽屜內，一定備有維他命劑。

可是，如果維他命劑的用法、用量不正確，不但無法消除疲勞，反而還會引起其他的疾病。

維他命的種類非常多，簡單說來，有維他命B群、維他命C群等。幾乎所有的維他命都是水溶性的。因此，一旦服用過多，沒有被利用到的部分就會排出體外。但是，脂溶性的維他命A和維他命D，由於不容易排泄，多餘的部分便會漸漸在體內堆積，進而產生疾病。

例如：維他命A過剩，會導致肝臟和脾臟肥大，膚色變黃，肌肉浮腫，關節疼痛等。此外，還會有頭痛、頭暈目眩、流鼻血、拉肚子、食慾不振，再加上頭髮易脫落、骨質疏鬆、體重下降……各種症狀都會出現。

維他命D過多，因為關節、腎臟、心臟、胰臟、皮膚、淋巴腺內的鈣質堆積太多，會使腎臟機能衰退，引起尿毒症。其症狀有：異常的口渴以及嗚咽的感覺、拉肚子等。另外也是誘發成人疾病——動脈硬化的元凶。

就算是一般人認為服用過量也不會有害的維他命C，如果攝取過多，也會使尿酸形成尿酸鈣，造成尿道結石。

由以上各點看來，還是必須注意維他命劑的攝取。雖然是為健康而服用維他命，若是服用過多產生疾病那可就不好了。

服用維他命A可使肌膚柔嫩光滑

女性美麗的表徵便是光滑柔嫩的肌膚。但是，肌膚會隨著年齡而老化，失去光澤，也會變得容易乾燥。因此，如何防止肌膚老化實為每一位女性的心願。

想要防止肌膚老化，平時的保養當然是必須的，但是，更重要的便是要注意日常的飲食習慣。如果平日的飲食都在外面用餐，即便使用昂貴的化粧品，也會由於營養攝取不均而導致肌膚容易乾燥、皺紋也會增多。

維他命A對於保護黏膜具有重要作用。一旦缺乏，皮膚或血管、口腔、消化管內的黏膜就會喪失柔軟性，造成黏膜受損，引起發炎症狀。

保持美麗肌膚所必備的營養素很多，而平常最容易缺乏的便是維他命A。若是維他命A攝取不足，皮膚會變得容易乾燥、粗糙、又有厚皮的感覺。經常在外面用餐，而不太常吃燙青菜的人，就要小心維他命A的含量有可能不足。

補充維他命A的方法很簡單。比方說：把燙過的胡蘿蔔和綠色花椰菜拌入美奶滋和調味汁來食用是很好的。如果把胡蘿蔔切成長條形，更能夠便於拿取。每天最少要吃三分之一條的胡蘿蔔才足夠。至於綠色蔬菜，則是菠菜最好。

其他食物還有蘆筍、洋香瓜、苜蓿、杏果、大蒜、紅青椒、南瓜、番薯、甘藍、木瓜、桃子等。

另外，可以多多利用青蘆筍以及美國芹菜來搭配，不僅色澤優美，也是營養度相當高的食物。

關於維他命的小常識

您必須知道：各種的維他命都應該充分攝取。

可以創造美麗肌膚的維他命除了維他命A以外，還有B、C、D、E等。這些維他命都必須均衡攝取。

維他命C可以預防皮膚受到紫外線的傷害，抑止黑色素（melanin）的增加，提高皮膚的抵抗力。如果缺乏，會導致成長延遲、容易引起壞血病、降低免疫能力及對濾過性病原體的抵抗力。

肉、穀物、麥芽、雞蛋、鮭魚等富含維他命C。幾乎所有的蔬菜和水果都含有維他命C。由於維他命C遇到熱或者是浸泡在水中太久都會流失，在烹調時要多加注意。

維他命D具有防止紫外線的傷害、促進鈣質的吸收，避免全身老化的功能。主要在沙丁魚、青花魚、秋刀魚、松魚等青色的魚含量特別多。如果鈣質沒有和維他命D一起食用，便不能夠充分被吸收，所以，喝牛奶、吃起司、雞蛋時，也要同時服用維他命D。不喜歡吃魚的人，可改食動物的內臟或喝魚肝油。

維他命E有防止紫外線傷害，避免全身老化的效用。鰻魚、動物的肝臟、大豆、梅子、小麥胚芽油、綠色蔬菜都含有豐富的維他命E。

從以上各點看來，對於肌膚有益的食物如：牛奶、動物的內臟、菠菜等都是每天不可缺少。如果再加上沙丁魚就更加完美了。

還有，保護皮膚健康的維他命B群（豬肉、青花魚之中含量頗多）也是不可或缺的，千萬不要忘記。

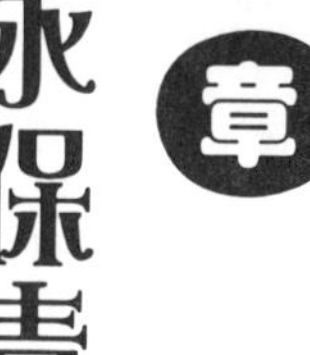

第四章 永保青春美麗

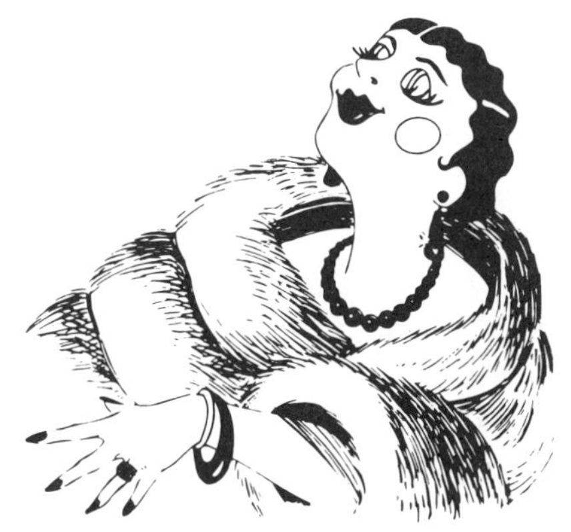

給肌膚留點自由呼吸的時間

請您想想早上是何時化粧的，是不是洗完臉就上粧呢？如果您就是如此，請試著改變這個習慣，一起床就洗臉，然後什麼化粧品都不要擦，先吃早餐，再準備上班要穿的衣物，最後再化粧。化粧前還要先用基礎保養品。

早上洗臉之後，立即塗抹乳液和化粧水，過度地保護肌膚，對肌膚而言也是一種負擔。洗臉之後只要先噴一些埃維昂礦泉水於肌膚就可以。

皮膚從表面往裡排列，大致可分為表皮、真皮、皮下脂肪組織三層。最上層的表皮層又分為角質層、馬耳辟奇層。所謂角質層，是皮膚最表層，正常狀態的厚度約為二十分之一毫米，俗稱皮膚，是指日曬會脫皮的那部分。

角質層經常保持適度的水分，理想的水份是角質重量的二十～二十五％。我們的肌膚，特別是臉、手、腳等部位，經常曝露在紫外線中，角質層增厚，自然變得粗糙、不光滑。

我們的肌膚本來就具有保持水分的能力。這是因為肌膚之中含有NMF（天然保濕因子）。即使我們的皮膚一時之間變為鹼性，由於有了保濕因子，就算不擦任何化粧品，經過十～二十分鐘，肌膚便會自然變回弱酸性。若要使保濕因子能夠充分發揮中和鹹性的效果，洗臉之後就什麼都不要擦，維持自然的肌膚。這麼一來，可以培養肌膚產生自然美的能力。如果一直塗抹乳液和化粧水，會使肌膚過於依賴化粧品，無法發揮肌膚原有的保濕效果。

最好是在早上洗臉之後，三十分鐘到一個小時不要化粧，讓肌膚自由呼吸。不過，這段時間卻是早晨出門前最忙碌的時刻，如果您覺得每天至少三十分鐘太勉強了，在休假的時候別忘了給肌膚一個自由呼吸的空間。

滋潤皮膚表面的除了水分之外，還有「油脂」。油脂來自於皮脂腺的分泌，皮脂腺由特殊細胞構成，皮脂腺吸收微血管中的脂肪、氨基酸製成「脂細胞」。脂細胞被運送到皮脂腺中心之後，逐漸改變形狀，最後變成油脂。

其實每天洗臉，並非只是清除臉上的污垢，或使精神振奮而已，還能夠去除長時間停留在臉上的髒皮脂，促進新皮脂的產生。

除去緊張的情緒，適度放鬆會使您更美麗

對於女性而言，永遠美麗是最大的願望。因此，自古以來，女性朋友便不斷在各方面下工夫努力。保養肌膚、化妝、拔眉、綁頭髮等。

所謂美麗的女性不是單靠化粧品來美化臉部，或者是穿著高雅的服飾。女性的美不一定是與生俱來的，可以靠後天的努力來改變。那麼，該如何使自己永保青春美麗呢？

例如：我們以愉快的心情穿上蓬蓬裙或寬大的衣褲，就會變得較豐滿，腰身也不見了。我們的心也是一樣，若是一直快樂，輕輕鬆鬆地過日子，漸漸地心情也會開朗起來。可是不論生活也好，裝扮也好，總不能都是選擇舒適的服飾，或者是一直懶散過日。於是在乎美感使得我們有點緊張。

如果想保持美麗、春春，就必須有規律的生活。在工作繁忙之餘，要為自己

找出休息的時間；平常穿慣了正式的服裝，在假日時不妨換上舒適的外出服出門走走看看。

化粧時不要馬虎、敷衍了事。也許您會想：我化粧也不是要讓別人看，是為了自己，只要自己覺得可以不就行了？反正又不是想要得到別人的讚美，這個樣子就可以了。如果您有以上的想法，您的身心就會漸漸地老化。

過度緊張而變得有點神經兮兮的就不太好，您可以試著調整生活更有彈性。總之，緊張和輕鬆達到平衡時，您便會是位亮麗的美人。

緊身內褲是女性的大敵

為了美麗，什麼都可以，這是現代人的傾向。利用緊身內褲來襯托服裝，更能展現出身材曲線的美。

您可知道因為您所選擇的不同款式的內褲，有可能會引起疾病嗎？尤其是夏天特別容易流汗時，倘若穿著緊身內褲，會招致意想不到的疾病。

緊身內褲，特別是其鬆緊帶最容易引起接觸性皮膚炎，腰部和股肱部位會紅腫並長出濕疹。

緊身內褲、長筒褲襪，以及有鬆緊帶的內褲最容易引起念珠菌感染。念珠菌這種黴菌會在股肱以及外陰部繁殖，產生發癢、外陰部紅腫、白帶增多等症狀。

如果一直穿著這種不吸汗、又不透氣的內褲而且持續工作，會導致細菌感染，一定要多注意。

想要預防這種疾病就必須慎選內褲。最好是選擇綿質的，而且長筒褲襪在回家以後立刻脫下來。若是可以時，不要穿有吊帶的絲襪，改穿褲襪比較好。

在購買絲襪時，要選擇材質寬鬆，透氣性高的來穿著較好。倘若您選購了緊身的款式，可能會食慾不振，導致胃腸機能的障礙，還可能引起便秘。對於內褲的選擇也是一樣，最好儘量不要買貼身的款式。

還有，在購買胸罩時，也要注意不要挑選肩帶太緊，或是鋼圈過硬的款式。肩帶太緊的內衣會造成肩膀酸痛，嚴重的還會頭痛。另外，太硬的鋼圈會使胸部下方引起皮膚炎。是故，選擇柔軟和吸汗材質的內衣比較好。

植物浴能使您的肌膚更細緻光滑

自古就有這個習慣：在冬至的時候把柚子或是在端午節時把菖蒲的葉子浸泡於浴缸中然後入浴。

這麼說來，一向喜歡泡澡的人很能夠配合著時節，放入不同的植物葉片於浴盆，以享受泡澡的樂趣。事實上不單單只是為了配合節慶，因為他們深知：植物之中內含的鹽類和油脂，可以給予皮膚刺激，促進血液循環，並且還具有暖身的功效。但不一定要使用柚子和菖蒲葉，蘿蔔的葉子或是人參的葉片都很有效。

除了植物的葉片之外，家裡的冰箱內應該也有許多可以用來當做入浴劑的蔬菜以及水果。讓我們就從現在開始，搭乘植物浴的列車，一起來體驗植物浴的樂趣。

接著介紹適合做為入浴劑的植物以及其效能。橘子和檸檬等柑橘類的果皮可以使皮膚光滑、亮麗；人參以及艾草可以舒緩風濕病和神經痛的痛楚。對於皮膚不好的人就要避免直接接觸這些葉片，最好是以紗布包好再放入浴盆之中浸泡，以防產生過敏。

另外，枇杷、桃樹、松樹、楠樹、月桂樹的葉子都可以作為入浴劑，把這些葉片放入熱水中時，順便也加一些鹽巴，因為鹽巴可以附著於肌膚之上，提高保濕效果。還有，若是您覺得洗澡水有點混濁，可以取一些乾燥的棉花用紗布包好放入浴缸裡面以吸收葉片的殘渣。

另外，積極食用黃綠色蔬菜為最佳，除一般葉菜類之外，胡蘿蔔、紅蘿蔔的葉子以及南瓜也不錯。羊栖菜、洋菜等海藻類含豐富的鈣離子，可積極食用。

勤加按摩以創造烏黑亮麗的秀髮

最近，年輕女性常常喜歡在早上洗頭。的確，每天早上洗頭是可以保持頭髮的清潔，但是光靠洗髮精是不夠的。

想要擁有烏黑亮麗的頭髮，首先要從頭皮開始著手。因為頭髮是由頭皮下面的毛母細胞製造的。毛細血管將養分運送到毛母細胞使頭髮得以成長。所以，如果沒有富彈性的健康頭皮，就無法擁有柔順而有光澤的秀髮。

正因為按摩頭皮具有促進頭皮血液循環、提高毛母細胞新陳代謝的效果。現在就為您介紹幾種頭皮按摩的方法。

・壓迫法——右手的大拇指壓迫右邊的太陽穴，其他的手指則壓迫髮際。然後右手和左手的位置交換，重複相同的動作。

・敲打法——雙手握拳，以拳頭的側面從兩耳的上方輕輕敲打到後腦中央部位，再以相同的動作回到原點。

・頭部壓迫法——雙手像是要抓頭皮一般，先壓迫再放手。

・按摩頭皮——十隻手指把頭部包圍，一面畫小圓一面按摩。

最後，介紹您正確的洗頭方法。不要像美容院的小姐那麼用力地抓頭皮，洗過度了反而使皮膚產生傷害。輕輕按摩頭皮，而且要沖乾淨。使用吹風機烘乾時，要距離十公分以上，才不會使頭髮受到傷害。

不少人洗髮後使用髮油、髮膠、髮雕塗抹頭髮，但必須充分注意，不要對肌膚造成刺激。當肌膚過敏時，最好不要用這些物品。

每一家美容整形中心都絕對可以信賴嗎？

「我想要變得更加美麗」——這是女性永遠的願望。但是，為了滿足自己愛美的虛榮心，毫無計畫地便去接受美容整形而招致痛苦的人似乎相當多。

比方說：為了施行隆乳手術而將矽膠注入乳房之中，後來卻變得硬梆梆的；如果鼻梁墊高的手術失敗便會化膿，注入鼻子表皮內的矽膠就會突破皮膚，形成腫大貌。在臉部和胸注入人工脂肪的手術，體內會因為抵抗異物而產生發炎，而且會異常地脹大，也可能有硬化的情形發生。

受到不實廣告的影響而去動手術的女性似乎很多，她們不知道動手術之後會有什麼後遺症，到時後悔也來不及了。

美容外科醫師之中，就有一些沒有醫德的醫師，明明不具有專業知識，卻花言巧語哄騙患者，昧著良心賺錢。

當然，也並非所有的美容外科醫生都是如此沒有職業道德，其中也有即使自己的診所營運不佳，也不隨便動手術的醫生，這種謙虛又有良心的醫生會勸告患者：「您對於自己的容貌不滿意，應該去做外科手術矯正，美容外科是專門治癒您的心靈，給您信心，就像精神外科醫生一樣。」

我們無法否認女性「想變得更美麗」、「想消除自卑感」的心態，那麼似乎不該責難接受美容外科手術的女性。但是，還必須讓女性們知道手術的危險性。因此，女性們應慎選外科醫師，和醫師仔細磋商之後再動手術。

找個能夠幫助您永遠脫毛的醫療所

自從人類有美麗的意識以來，化妝技術便不斷進步。不用說，其中也包含除去多餘體毛。

曾有許多人在夏天來臨以前就開始整理自己身上的長毛。但是，最近喜歡游泳和有氧舞蹈的女性也愈來愈多。

於是，處理長毛就成為許多人一年之中不可忽略的事。而且不再和季節有關係，已演變為一種平常的禮節。

簡單說來，脫毛的方法有蠟油、膠帶、脫毛劑等多種。情形不太嚴重或者皮質較差的人可用蠟油脫毛。由於脫毛劑在溶解毛髮時會一併溶解角質並沈澱，不得不注意。

脫毛霜或是用於處理長到皮膚表面的毛，因為毛根還在，所以新毛馬上就長出來。雖然簡單又不痛，但也有人會出現斑疹。

除了以上的方法之外，年輕女性較關心的還是永無後患的永久脫毛法。現在大多於美容中心進行這種手術。所謂脫毛術便是以通過高周波電流的針來燒斷毛根。所以，在動手術時一定要以針尖刺皮及毛根。如果衛生工作處理不當，會引起發炎。甚至感染肝炎和愛滋病都很有可能。

因此，一定要選擇合乎衛生標準的醫院來進行手術。

另外，皮膚科以及整形外科都有這項服務，所以事先要把費用和醫療方法打聽清楚再找值得信賴的診所施行手術。

擁有一口潔白的牙齒大受歡迎

笑顏中展露的白牙齒會給對方一個清新的印象。本來，牙齒的顏色和皮膚、頭髮的顏色一樣是與生俱來的，和其質地一點關係都沒有。可是因為黃種人的牙齒琺瑯質較薄，象牙質的顏色就會顯現而使得牙齒偏黃。於是，人人都想有一口白牙，潔白的牙齒能予人好印象已是不爭的事實。

因此，近日漸漸受到注目的「潔牙」便是所謂的「牙齒美容」。現在，不僅是牙醫師，還有許多機構都有這種服務。

那麼，「牙齒美容」究竟是如何使牙齒變白的呢？可以使用過氧化氫這種藥品來漂白。或者是削去牙齒表層，再覆蓋上陶瓷。這種方法便是先削去牙齒表層的琺瑯質約〇・五公分，再鑲上陶瓷做成的薄片。於是，潔白亮麗的牙齒就產生了。但是，其難處便是未列入健康保險的範圍之內。費用必須自己全額負擔，一顆牙要八千～一萬多台幣的高價。

還有，某化粧品製造商對首都圈的女性做了一項調查，發現百分之十七的女性希望自己能夠擁有潔白的牙齒。

除了依賴牙齒美容診所之外，自己也可以簡單地做牙齒美容。市面上販賣的潔牙油如指甲油一般，塗在牙齒上不但可以使牙齒變白，還可以消除沈積已久的黃色齒垢。

整齊的牙齒會給人留下良好的印象

最近，在二十五歲以後的女性裡面，接受牙齒矯正的人數已急速增加。其主要的原因是：女性也承擔了原本屬於男性工作範圍的營業部工作，必須與客戶有重要的業務接觸。的確，您的牙齒若是排列不整，為您談生意的客戶一定會注意到，所以有一口整齊的牙齒是再好不過的事了。

因此，不只是就審美的觀點而言，如果有暴牙、咬合不整而放任不管，會給身體的其他部位帶來負擔，嚴重的還會引起肩膀酸痛、偏頭痛。另有容易健忘的說法……。

以往矯正牙齒是戴個稍微誇大的矯正裝置，在橫過頭部，略為偏後的地方。但是，今日的矯正是從牙齒的內部加以矯正，是比較畫時代又美觀的方法。這種所謂的「瓷牙矯正法」對於牙齒排列不整的人來說，不是一項好消息嗎？

矯正的時間大約二年，齒列上下都以金屬固定，費用大概是台幣十萬元，稍微貴了一點。

如果只矯正單顆牙齒需要三千元。到齒科做全口矯正就要花費十萬元以上。由於治療的費用依照患者的情況而有所不同，還是先了解詳細的情形比較好。

試著走出正確、輕鬆愉快的步伐

當我們快樂時想活動一下身體，活動身體就使用肌肉，使用肌肉就促進新陳代謝旺盛，進餐也覺得胃口較佳，精神不緊張，自然促進荷爾蒙的分泌，女性荷爾蒙若能保持平衡，皮膚就變漂亮。

讓我們來分析走路這個行為，上身呈自然狀態，腳步邁出之後，後腳跟再著地。此時，頭部的重心落在脖子、脊椎骨、腰部，以這樣的姿勢走路，看起來很美麗。

光用嘴說是很簡單，走路的方法還是人人不同的。最簡單的檢查方法便是看鞋後跟的磨損程度。若是左右二邊的鞋跟磨損程度相差太大，就是表示走路時的重心偏向某一邊。此乃不正確的步行方法，您也可以檢查自己的鞋跟看看。

例如：我們走路時，拿著重物或是行李的機會不是很多嗎？如果一直背著沈重的背包，不只是血液循環會惡化，姿勢也會不正確。提手提袋的時候也是一樣，如果有一邊比較重，最好兩手輪流提。順便一提，經常用自己認為方便的那隻手來提重物的人，據說壽命可能會縮短。

紐約的上班女性在通勤時刻都穿著休閒鞋以便能快步向前。關於這點，從健康的觀點來看是非常好的事。穿著休閒鞋除了能夠控制體重之外，在混亂擁擠的電車之中若是不小心踩到他人也會被原諒的。

另外，由於休閒鞋的鞋底是橡膠做的，走起路來也覺得很舒適，如此能夠帶動足部的活動，使其更加活躍，並可以刺激腦部，保持年輕的心。

您覺得如何呢？您是否也有點心動？穿著休閒鞋通勤是既健康又不費力的事，衷心期盼現代女性也來試試看。

日常生活中容易被遺忘而特別重要的是放鬆。讓自己處於放鬆的狀態，心情能夠保持安定。慢跑、走路就是獲得放鬆狀態的方法之一。

走路時優雅的儀態，您也會成為一位美人

當我們走在街上，會遇到那種長得不算很美，身材也不見得很標準，卻有著迷人魅力的女性。為什麼會讓我們有這種感覺呢？原來其魅力是來自走路的姿態。

所謂走路的姿勢就是指身體的各部位都保持在正確的位置。要做到這樣子，肌肉必須很強健，特別是對於背肌、腰背肌、腹肌等更必須要強健才可以。

那麼，該如何表現出正確的姿勢呢？頭抬起來，下巴收進去，肩膀放鬆，雙

腳分開與腰部保持在平衡的狀態。挺起胸膛，收緊小腹，背肌要挺直，並現出自然的曲線，腳尖上抬、腳跟先著地。

另一方面，所謂不良的姿勢便是：縮頭縮腦、胸部也沒挺起，小腹則完全展露無遺。還有，駝背使得背部的曲線過於彎曲。如果您的姿勢像以上所述，就要特別注意。

一般人大概都會認為：正確的站姿其重點應擺在腳。其實，一般人的想法都錯了，重心應該是在腹部才對。只要大腳趾一移動，下腹部的重心也會跟著移動，背脊要挺直，才可保持美麗優雅的姿態。背部不挺直，腰部也太過於彎曲，便是引起腰痛、便秘、肩膀酸痛的主要原因。

利用您休暇的時間，試著練習正確的站姿吧！首先，在頭上放一本書，上半身不要動，雙腿伸直再邁出步子。儘量配合著慢節奏的音樂，一邊看鏡子一邊走，大約三分鐘。其訣竅便在大腳趾的運用。如果環境許可，每天做個三分鐘，因為優雅的儀態是造一位美人的首要條件。

以自己的感覺掌握理想體重

過胖者開始減肥時，首先要考慮的是設定努力目標，如「想要減輕×公斤」「要瘦到標準體重為止」或「腰圍要瘦到×公分為止」。

大家所熟悉的標準體重算法，卻具有對身高較高的人較為寬鬆，對身高較矮的人條件較為嚴格的缺點。即使身高較矮，但內臟和骨骼仍要維持一定的重量，因此「標準體重算法」不注重身高的差異，而以標準的方式算出體重，身高較矮的人，則被迫要求減肥。

亦即標準體重不過是一個大致的標準，不能算是正確掌握了個人的肥胖度。肥胖或太胖，事實上也許不是體重過多，而是體重中所佔脂肪量太多。藉著健身或游泳鍛鍊身體的人，對於身高而言，體重比例較高，但並不算是肥胖，因為這些人體重增加，並非脂肪，而是肌肉。

此外，因為遺傳等因素，個人的骨骼和肌肉量各有不同。同樣的身高，有的人骨骼較粗，肌肉質的人，體重也較重。

因此，這些人的理想體重當然具有個人差異。亦即是否肥胖，並非看體重或大小尺寸，而是體重中脂肪所佔的比率＝體脂肪率。

一般體脂肪率的標準值，成年男性為十五～十八％，女性為二十～二十五％。所謂「肥胖」，即體重中所佔的脂肪，男性超過二十五％，女性超過三十％的狀態。

具體而言，究竟何者可作為判斷的標準呢？不要以數值決定，用自己的感覺來掌握。例如：

- 能否快步順利的走到車站或公司。
- 爬樓梯是否會喘氣。
- 是否覺得自己的體重過重。
- 早晨起床時，是否覺得自己睡不好或容易疲倦。
- 是否因為日常動作或作業而疲勞，或是花太多時間、想休息。
- 在車上即使是站著，也不覺得累。

不要為標準體重所迷惑，因標準體重而減肥，會因為體重計指針的移動而忽喜忽憂，過度焦躁的減肥，反而會失敗，甚至出現神經性的拒食症。

體重計顯示的體重，只是一個大概的標準，減肥最重要的是自己的感覺。身體能夠隨心所欲的活動，活動身體能覺得心情爽快，做任何事情都能產生慾望，擁有上述實際的感受時，即表示您已擁有理想體重，減肥成功了。

去除腹部贅肉的運動

脂肪容易附著在腹部，也是容易去除脂肪的部位，收縮凸出的腹部，緊縮鬆弛的腹部，運動非常有效，所以一定要好好做運動。

①仰躺，雙手在頭後方交疊。

②腳抬高至四十五度，最初可能很難抬起，一旦習慣後，上抬的腳靜止三～五秒鐘，直到腹肌開始顫抖時再放下。

任何一種情況最初都要進行十次，每天增加次數，以二十次為目標。

③進行挺起上身運動。從①的姿勢開始，挺起上身，直到腹肌顫抖為止。花三～五秒鐘，回到原先的姿勢。如果很難做到，只將頭上抬也無妨。從十次開始，做到二十次即可。挺起上身運動及抬腳運動，只進行其中一種也可以。

此外，腹式呼吸對於鍛鍊腹肌也有效。就寢前，躺在床上，手置於肚子上，確認肚子起伏，進行練習。吸氣時，腹部緩緩膨脹；吐氣時，肺中空氣全部吐出，直到腹部完全收縮為止。吐氣需花吸氣的兩倍時間進行。

立位或坐位練習時，要將背肌挺直，放鬆肩膀的力量。學會腹式呼吸，腹部就不易有脂肪附著，亦有助於維持健康。

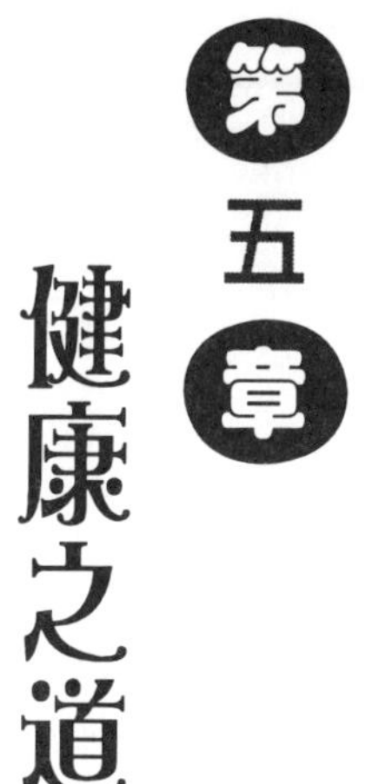
第
五
章
健康之道

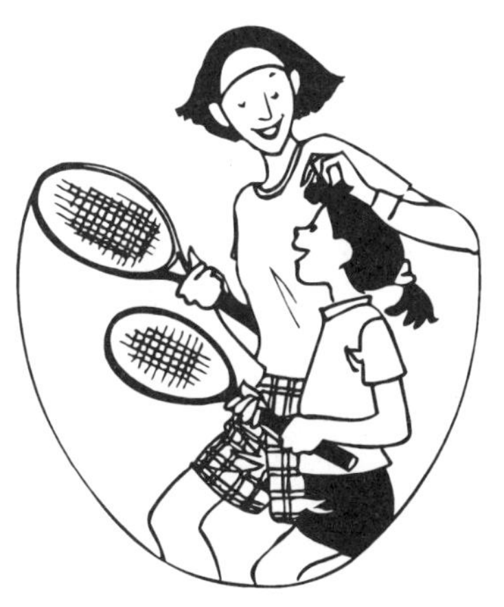

身材高大豐滿的女性比較容易罹患乳癌？

最近女性罹患乳癌的人數愈來愈多，是什麼原因導致乳癌患者增多呢？飲食生活的西化以及荷爾蒙的分泌似乎都不是真正的原因，其主因為何至今仍不清楚。但是，和一九五〇年代相較之下，罹患乳癌的人數增加了二倍以上。甚至於有此一說：二十一世紀癌症將會是女性死亡原因的第一位。乳癌是和女性切身相關的疾病，我們絕對不能掉以輕心。

為了確實防範罹患率激增二倍以上的乳癌，就必須先了解什麼樣的人比較容易罹患乳癌。

首當其衝的便是身材高大豐滿，屬於歐美人的體型者。再來就是家族之中曾有人得過乳癌，遺傳也是導致癌症的原因之一，亦需列入考慮。

第三種是常常吃牛油和起司等這一類動物性脂肪的人。大量攝取動物性脂肪的國家，其乳癌患者的人數必定相當多，這是不爭的事實。此乃因為脂肪中含有的膽固醇經過新陳代謝之後，轉變為女性荷爾蒙，直接促成癌細胞的生成。所以，喜好牛油和起司的女性還是稍微節制。

另外，膽固醇和乳癌的關係，肥胖的女性也容易得到這種癌症。超過標準體重（身高減一百公分再乘上〇・九）（公斤）增加百分之十以上的女性就要努力使自己不再發胖了。

還有，根據統計，高學歷的上班族、單身者，沒有生產以及哺乳經驗的女性，住在都市的女性等，都容易罹患乳癌。其理由仍然不十分清楚。在美國，聽說乳癌還被稱為「女性教師的疾病」。

雖說癌症很可怕，但乳癌若是能夠早期發現，幾乎能夠完全治癒。所以，我們有必要知道自己的身體產生了何種變化，也就是要自行檢查胸部。

在每個月的生理期過後，試著以手掌按摩胸部、生理期的前幾天，胸部會有漲滿、凝結之感也說不定。不太明瞭的人可以去接受檢查，若是沒有任何異常的現象，就先體會一下胸部的那種感觸。每個月自我檢查胸部，只要有什麼異常情況，立刻就可以知道。

在辦公室內產生的過敏症

最近，小孩常得過敏症，即使是大人也會苦於過敏症引起的噴嚏及咳嗽。特別是從事服裝業和纖維相關工作的人，由於工作場所殘留許多綿屑和組織纖維，很容易引起噴嚏和咳嗽。

不僅是細纖維，蟄伏在辦公室地毯中的蝨子也會引起過敏症。像是奇癢無比的皮膚炎、鼻水不止的鼻炎、呼吸困難的支氣管炎都使人感到懊惱。蝨子喜歡躲在人類的毛髮和灰塵中，以其為食物而漸漸繁衍。

如果要防止蝨子繁殖就應勤於打掃，保持室內空氣的流通，辦公室的地毯也要拿到太陽下曬。

密閉性高的大樓，每天開窗確保通風良好是很重要的。蝨子喜歡處於氣溫二十五～三十度，濕度百分之六十～八十的環境下。所以，梅雨時節和夏季時可以利用空氣調節機使室內的溫度維持在二十三～二十四度。另外，在濕度特別高的日子，使用除濕機也很有效果。

出版社、印刷公司、圖書館等大量使用紙張的場所，依附於紙張上的蝨子也會為人們帶來困擾。所以，勤於掃除，留心空氣的流通、書櫃裝上玻璃門等均可防治蝨子。

上班族一天大半的時間都待在辦公室，要儘可能為自己創造舒適的工作環境。如此一來，不但可以提高工作效率，對於身體健康也有幫助。

素食主義者要小心導致貧血

一提到貧血，我們尤其會想到膚色白皙的美人，明明沒什麼大不了的，卻嬌嗔的說：「我貧血！」其實，只是因為低血壓造成站立時引起頭暈目眩，這種情況幾乎都是腦貧血，這和醫學上所稱的「貧血」是不一樣的。

所謂「貧血」，是指血液中含有的紅血球和血紅素不足而引起的狀態。年輕女性常見的貧血，大多是由於鐵質含量不足產生的，亦被稱為鐵質缺乏性貧血。

貧血病患中，婦女占百分之二十，孩童占百分之五十。這是一種潛藏的疾病，因為它的症狀不易被辨認。

貧血的初期階段不會有什麼症狀，但是，長期處於貧血狀態下會導致心跳加速、氣喘，更嚴重的甚至達到無法行走而必須住院的地步。因此，我們應及早了解自己是否貧血。

我們可以自己檢查是否貧血。首先，面對鏡子翻開下眼皮，仔細觀察其內側顏色，若是呈紅色或是粉紅色就表示正常，如果是白色，便有可能是貧血。

接著讓我們來看看指甲。把指甲油拭淨之後，檢查指甲的顏色和形狀。如果指甲呈彎曲的狀態，即表示是嚴重的貧血。此種形態的指甲又叫做「湯匙形指甲」。

臉色泛黃時，貧血的情況就會加重而導致氣喘。

女性的貧血多是因為生理不順引起不正常的出血，或者是由於子宮收縮經血流量增多引起的。

胃潰瘍以及十二指腸潰瘍產生的出血也會引發貧血。其特徵即是會排出深黑色的硬塊糞便。

多攝取含維他命C的食物，來幫助鐵質吸收。鐵質可促進紅血球的生成，肉類、菠菜、藻類等都含有豐富的鐵質。深信吃肉會使體質轉為酸性，而不食肉類的素食主義者要注意了，這麼做很容易引起貧血。

從以上的例子看來，預防貧血最重要的便是治療會造成貧血的疾病（如：生理不順、潰瘍）。還有千萬不要偏食，即使討厭吃肉也要一個禮拜吃一～二次。

刺激腳底，使身體活性化

注重腳部的美感，同時也在意腳底的人似乎很少。但是，腳底亦被譬為「第二個心臟」，可見其重要性。也有人認為腳底掌握了整個身體的好壞情況，換句話說，腳底是人體的縮小版。因為腳底和身體的各個器官都有關連，腳底集合了所有器官的反射帶，只要一刺激腳底，便會傳達到各部位，消除酸痛，使全身的氣血流通，促進身體的活性化。

腳底對應身體各部分的反射帶。例如：頭部便是大腳趾，胃是腳底偏中央的內側，肩膀是小腳趾、脖子是大腳趾關節之處，腎臟是腳底的正中央，生殖器則是後腳跟……等。

大體上可以區分為：腳底的上半部代表身體的上半部，而腳底的下半部便代表身體的下半部。

腳底按摩和針灸有些類似，由於其反射帶是局部的，以手指刺激腳底便可得知身體某部位的情況。倘若有疼痛的感覺，那麼，即是對應那部位的器官可能有毛病。疼痛的感覺愈強則表示情況相當嚴重。

身體的某部分不適，腳的對應部分也會有症狀出現。所以，靠著刺激腳的那個部分，身體的本體部分就會好起來。

在大腳趾的指肉及指尖以手按壓給予刺激。較柔軟的部分輕輕壓，較硬的部分則用力按壓。所謂用力按壓是指大概以三～六公斤程度的力量按壓，把手放在體重計上，試著去感覺那種程度的重量。

除了按壓腳趾外，還可以揉搓、按摩、輕輕敲打，拉動腳趾，都對身體有益的。每天花十五～二十分鐘施行，使自己全身放鬆，就會發現它的效果。

另外，若是超過反射帶的範圍，刺激整個腳底，可以使身體活性化。例如：踩擀麵棒和竹子，或是後腳跟不著地，使雙腳上下活動。

使用熱水和冷水交互來泡腳，能夠消除頭部和身體的疲勞。熱水的溫度大約是四十度左右就可以。

立即忘卻不愉快的事，向胃痛說再見

是否曾有過焦躁不安、緊張、再加上外來的壓力使得心窩刺痛，毫無食慾、胃部感覺沈重的經驗？如果您有上述的症狀，很可能就是您的胃有毛病了。特別是因為工作讓神經長期緊繃，也可能會引起神經性胃炎。

現在就舉出幾個容易罹患神經性胃炎的原因供您參考。

(1)注重時效性的工作。

(2)不願聽從別人的意見，完全以自我為中心的人。

(3)承受不了打擊，一旦失敗便會想不開、悶悶不樂。

(4)具有神經質，連一些小細節都會很在意。

(5)不想改變自己的地位以及工作的內容。

(6)有吃宵夜的習慣。

(7)常以抽菸、喝酒來排解自身的焦躁不安。

若是您有四點以上的答案都回答「是」，您就必須注意。喝下硫酸鋇液然後照胃部X光檢查，如果有什麼毛病立刻就會被發現。所以，只要去內科或是消化器官的科目詳細檢查就可以高枕無憂。但是，即使現在沒有任何異常的情況出現，還是要謹慎預防。

神經性胃炎是由於急躁不安、壓力過重使得胃酸的分泌增加，導致胃壁潰爛而引起的。接著就介紹預防的方法。

在開始緊迫性的工作之前，沒有食慾是當然的。可是，倘若不吃東西反而會使胃酸漸漸腐蝕胃壁。因此，喝點優酪乳或是熱牛奶來保護胃壁較好。

還有，睡前最好不要吃東西。因為這樣會增加胃的負擔。如果肚子實在餓得睡不著時，就吃點餅乾和喝些清湯。這會使我們的胃舒服得多。

其實，不要太在乎工作上那些不順心的事，暫且將它們拋在腦後，舒舒服服的入睡才是最有效的良藥。

酸性食品也並非全部不好，只要能平衡攝取不要偏食即可。例如，光吃鹼性的蔬菜，容易缺乏蛋白質而造成貧血，因生病而使血液傾向酸性可說極微，與平常所吃的食品種類也幾乎無關。

建議各位在吃炸豬排時能附加一些高麗菜；吃紅燒魚時配上炒青菜，這樣使菜單富於變化，自然而然鹼性與酸性食品均能平衡的攝取。

愛慕虛榮容易引起過敏性腸胃症候群

最近，過敏性腸胃症候群已躍升為令上班女性懊惱的壓力症第一位。

所謂過敏性腸胃症候群，就是指緊張和不安導致精神上的壓力而引起的，會產生排便異常現象。

再者，排便異常症狀及程度因人而異。但在其症狀中還是有幾個共通點。例如：心跳加速、頭痛、目眩、手足麻痺等。而且這些症狀只會在白天發生。

排便的種類可分為下痢型、便秘型、下痢和便秘交互產生的交替型。

容易罹患過敏性腸胃症候群的人，都有某種共同的傾向。譬如：愛慕虛榮、自負頗高、容易感到不安、緊張的人。非常在意過敏性腸胃症候群症狀的人；擔心外出途中會有便意而在出門前一直上廁所的人；神經性的精神症狀引起排便異常的人；鬱鬱寡歡的人等都是。

得知症狀之後再對應症狀來進行治療。這種病症和精神方面有很大的關係，所以，有必要服用精神安定劑以及抗憂藥，或者是自律神經調整劑。在服藥劑治療的同時，專門的諮詢者也不可或缺。

過敏性腸胃症候群的患者幾乎都是在忙碌的日子裡才會發病，週末和休假則不會有什麼情況產生。因此，避免過敏性腸胃症候群的方法便是儘量不在平日堆積過多壓力。

比方說：即使在忙碌的日子裡也要儘量早一點起床吃早餐，使排便通暢。如此一來，緩和了不安的情緒，下痢的次數也會相對地減少。

適度飲酒，不過量的微醉飲酒術

喝酒，往好的方面想是壓力的消解劑。但是，如果飲酒過量造成宿醉，對身體、心臟未嘗不是一種負擔。尤其是女性受了荷爾蒙分泌的影響，酒精代謝的能力比男性低。即使和男性以相同的步調飲酒，首先醉倒的還是女性，而且也較早造成肝臟硬化。另外，有報告顯示：經常喝酒的女性，更年期亦會提早來臨。

女性應了解正確的飲酒方法以及正確的解酒方法。

首先，為了不使自己酒醉後醜態畢露，在公事上的交際應酬不得不喝酒時，事前一定要先吃點東西。空腹喝酒容易使酒精迅速被吸收，很快就會醉。這是由於血液中的酒精濃度急速上升的緣故。飲酒前吃點東西可緩和酒精。

還有，喝酒時不妨也吃些含有蛋白質的食物。因為蛋白質能夠保護腸胃的黏膜，免於受到酒精的刺激。但是，此時最好不要食用脂肪性的食物。若是一邊喝酒一邊吃下脂肪類的食物，長期下來，脂肪便會堆積在肝臟，形成脂肪肝，引起肝臟方面的疾病。

當我們覺得似乎喝多了時，就要藉著汗水和尿液使酒精盡早排出體外。充分的飲水以及淋浴都是很好的方法，如此一來，第二天就會感到舒服得多。

想要達到愉快飲酒，而且不會為別人帶來困擾的微醉程度的目標，啤酒喝一大罐即可；白蘭地可喝雙份的二杯到三杯。熟知自己的酒量便可以享受喝酒的樂趣。

婦女懷孕時要避免喝酒，酒精可能造成胎兒畸型。酒精經由母體的胎盤進入胎兒的血液中，它會壓抑胎兒的中樞神經系統，同時嬰孩的肝臟必須試著代謝酒精。通常生下來的嬰兒體重較輕，又可能發育不良或產生智障，不可不慎。

常常去迪斯可的人要注意了

隨著迪斯可播放的強烈節奏之搖滾音樂擺動全身，頓時輕鬆不少，迪斯可真是紓解壓力的好地方。就算有不順心的事情使自己情緒低落，到迪斯可能夠使您忘卻煩惱。迪斯可內具震撼力的音樂，使得我們不由自主的舞動起來，彷彿著了魔似地，心情也跟著好轉。

可是，您可知道這麼大聲的音樂會導致什麼後果嗎？「迪斯可重聽」便是這樣引起的。

某位男性在喝酒之後前往迪斯可一口氣跳了三十分鐘之多。立刻右耳就聽不到的感覺，而且步出迪斯可時，不但腳步不穩，全身也無力，還頭暈目眩。

到醫院檢查的結果是「躁音性突發重聽」。那位男性不得已只好住院治療一星期。

其間接受類固醇劑以及綜合維他命劑的點滴注射治療，但是，一點效用都沒有，聽力再也不會回復從前的樣子。

所謂「迪斯可重聽」就是指內耳內因神經刺激，改變音量的中樞受到極大的傷害而引起的。那麼，我們應該如何來預防「迪斯可重聽」呢？

最好在喝酒之後不要去跳舞。其次，過度疲勞、睡眠不足時也要有所控制。

另外，避免在擴音器之下，更重要的是絕不可以長時間跳舞，不休息。

永保聲音宏亮動人——卡拉OK後遺症的預防法

卡拉OK已深深獲得大眾的喜愛。的確，手持麥克風，像歌星一般地放聲高歌是可以使壓力消解的。而且，唱歌的人拋開了周遭的事物，只是一心一意地沈入自己的歌唱世界，誰能說卡拉OK不是一種自我的渲洩工具？

但是，我們必須注意卡拉OK對喉嚨會造成的影響。過於熱衷卡拉OK而導致喉嚨疼痛的人比比皆是。

在演唱歌曲時，由於唱法和使用腹部演唱的歌劇不同，很容易傷到喉嚨。若是過度嘶喊，會引起聲帶發炎。倘若不警覺，還會由發炎轉變為倒嗓。這便是所謂的卡拉OK後遺症。當紅的歌手常會有這種情形發生。

一提起倒嗓，大家立刻就會聯想到癌症，其實勿需如此擔心，它們並無任何關聯。但是，如果菸酒過量，還是有可能轉變為癌症的，所以不得不小心。

不過，並不是為了預防癌症而要那些喜歡卡拉ＯＫ的人停止唱歌。最好的結果就是不但避免了喉嚨沙啞，還可以使聲帶獲得滋潤。此時，鹹梅干是最恰當不過了。因為鹹梅干的酸味除了能夠使唾液大量分泌，還可以提高聲帶製造黏液的機能，以確保喉嚨的健康。

另外還有一個方法，唱完一首歌以後，不說話，休息二分鐘再唱下一首歌。這也是個保護喉嚨的辦法。

無法戒菸的人要多漱口、多做深呼吸

吸菸是百害而無一利的。吸菸不僅會得肺癌，而且吸菸者比不吸菸的人更容易罹患其他各種癌症。尤其是孕婦吸菸，更是會影響胎兒的健康。所以，還是儘早戒菸。

雖然大家都知道吸菸的害處，還是無法輕易地說戒就戒。另外，一面工作一面抽菸的女性也有增加的趨勢。這是因為吸菸能夠迅速消除焦躁不安的情緒及壓力。事實上，許多機能退化疾病與抽菸有關，例如肺癌、慢性支氣管炎、心臟疾病、氣腫等。

研究顯示，女性抽菸將產生更年期提前來臨，骨質疏鬆症機率較高，患子宮頸或子宮癌的機率增高，不易懷孕等現象。男性較可能有勃起困難。

抽菸真的很可怕，它使壽命縮短十～十五年。在此，勸告癮君子們該戒菸了。如果您真的離不開菸，那麼不妨多漱口，多做深呼吸。

香菸中內含尼古丁，一吸菸尼古丁就會吸入肺部的氧氣交換，進入血液之中。菸抽得太多，尼古丁便會殘留在氣管、支氣管、微細支氣管裡。欲把沈積的尼古丁完全排出體外，最好的辦法就是漱口，含一口水於喉嚨深處，重複進行著漱口的動作，如此一來，殘餘的尼古丁便會和水一起排出體外。

留在氣管、支氣管的尼古丁是可以藉著嗽口排出體外，但是，對於沈澱於肺部的尼古丁就不管用了。此時，可以多做深呼吸來幫助尼古丁的排出。

因為深呼吸可以提高肺部原本擁有的自淨能力，把殘留的尼古丁和焦油排出體外。

是不是多漱口、多做深呼吸就不必懼怕癌症了？千萬別存有這種想法。不吸菸才是上策，切記！切記！

身體是否異常，由夢境可以略知一二

人人都會做夢。快樂的夢、恐怖的夢、悲傷的夢、有趣的夢……等。我們都知道這些夢有著暗示身體狀態的效果。精神分析專家佛洛依德在其著作《夢解析》一書中，就舉了許多夢境為例來說明。而我們很早就有著「夢是由於五臟六腑疲勞產生」的說法。

現在就介紹幾個由夢境判斷身體是否異常的例子。

老是夢見自己全身都是血和感染炎症的人，因為擔心而到醫院檢查之後發現，其實是心臟方面的疾病。有些人做夢的時間非常短，稍有一點恐怖的情景出現就會被驚醒。

夢見被蛇咬到胸部的女性便是罹患乳癌。呼吸愈來愈困難的肺結核患者也有可能夢到自己拼命地逃亡。還有，某位消化系統異常的人經常會夢到自己嘔吐的模樣。性衝動的時候，會夢到有關性方面的事情。夢見自己急著找廁所想方便，就是膀胱漲滿的時候。

從以上的例子看來：我們清醒時不曾察覺到的身體異常狀況，會潛意識地顯現在我們的夢中。

做夢除了可以預知疾病，也使得人們的精神狀態達到平靜的狀態。比方說：趕不上公車的夢便是暗示您太過忙碌，有些事情沒能夠如您預期般地進行。或者，考試即將來臨卻無充分的準備，這種夢就是在警告您對於正在著手進行的大事要仔細地加以規劃。

性接觸容易感染的二大疾病

「妳是否也想嘗試性的感覺?但是，且慢，不要太心急！」看到以此為標題大做廣告的雜誌，您一定感到很意外！由於愛滋病的流行，現在自由性愛的觀念已落伍了。

經由性接觸感染的疾病，最有名的就是愛滋病。可是，除了愛滋病之外，還有我們必須要注意的疾病。那就是B型肝炎以及衣原體性尿道炎。

B型肝炎是由B型肝炎病毒引起的。只要一感染到B型肝炎便會產生上吐下瀉、頭痛等症狀。一個星期左右就會引起黃疸的現象。B型肝炎的病毒存在於帶菌者的精液、血液、唾液之中，若是您有傷口，而且又與帶菌者有了接觸，B型肝炎的病毒就會侵入您的血液裡。所以，您的性伴侶如果是B型肝炎帶源者，在進行性接觸時還是盡量使用保險套。另外，還必須去做仔細的血液檢查，若是沒有受到感染，最好仍去接種B型肝炎疫苗來預防。

所謂衣原體性尿道炎，是由電砂眼衣原體這種病原體，經由性接觸而感染的疾病。尤其這些年來，二十歲左右的女性學生檢查後呈陽性的比率有逐漸提高的趨勢。

這種病症最恐怖的地方便是即使感染了也毫無任何症狀，一點都沒有得病的跡象。男性會引起尿道炎，而女性發病較慢，從子宮頸炎到卵管炎都有可能，更嚴重的還甚至會導致子宮外孕或不孕症。如此可怕，我們不得不注意。

因為自己也有可能在不自知的情況下成為帶源者，所以，一定要去詳細檢查，電砂眼衣原體可以靠著血液的抗體檢查以及分泌物的檢查而得知。男性則需到泌尿科去接受進一步的檢查。

輕鬆渡過月經前症候群時期

女性的身體狀況不是一直都保持在相同狀態的，而是依據個人的生理情形為中心，具有一定的循環。通常可以區分為生理期過後的十日左右身體舒暢的時期，以及排卵結束一直到下次的生理期開始的不舒服時期等二種。

身體情況良好時，體溫不高，頭腦也很清醒，可以專心致力於工作上。但是，在卵巢產生黃體荷爾蒙進而排卵之後，體溫就會開始上升，對於一些小事立刻就會感到厭煩、焦躁不安，身體狀況也不再那麼良好了。

這種在焦躁不安的時期，毫無原因地引起各種使身體不適的症狀就被稱為月經前症候群（PMS）。一般認為：月經前症候群是由於血糖降低、維他命B_6和體內的鎂含量不足產生的。這個時期，早上一定要吃東西。因為血糖降低會使自己的情緒隨之惡化，所以，早餐一定要吃得好。特別是在血糖容易降低的上午十點以及下午三點，最好是有休息時，喝杯熱茶或是咖啡，再吃些小點心以補充體力。

眼睛浮腫是受到維他命B_6以及體內鎂的含量不足的影響。此時就要多吃含有維他命B_6和鎂質的食物。維他命B_6多含於動物的肝臟、甘藍菜、香蕉、牛奶、牛肉、蛋、小麥胚芽等食品。而鎂質則可以由糙米、味噌、大豆、蠶豆、紅豆、花生、菠菜、香蕉等食物攝取。

想要預防並且輕鬆愉快地渡過月經前症候群時期，除了多攝取富含維他命B_6和鎂質的食物之外，還有幾點要注意。

首先，測量體溫以確知自己的身體狀況循環週期。如此一來，當體溫上升使得自己煩躁不安的時候，自己也能夠有所感覺。另外，熟知自己的身體週期，在身體狀況良好的低體溫時期，其創造性的工作、出差、會議、約會的安排等。做起來一定會得心應手。

有效的避孕方法——口服避孕藥服用時應注意事項

現在使用口服避孕藥來避孕的人似乎很少。因為就現階段而言，衛生署尚未許可任何為了避孕而製造的荷爾蒙劑。

口服避孕藥是利用女性荷爾蒙中的卵胞荷爾蒙以及黃體荷爾蒙製造的，為了抑制排卵的一種藥物。也就是說，服用口服避孕藥可以抑制排卵，造成人工的生理週期。由於口服避孕藥沒有什麼副作用，被認為是有效的避孕方法。

但是，罹患肝臟病或是糖尿病的人，為了防止病情惡化，最好還是不要服用。還有，抽菸者若是服用口服避孕藥，很容易促使動脈硬化，引起狹心症。所以，想要服用口服避孕藥的人，一定要先戒菸。

在服用口服避孕藥時，必須要注意的是：長時間服用口服避孕藥等，會抑制卵巢排卵的機能，因此，還是要有一段時間停止服用。最好是服用一年之後，停止一個月。

另外，在服用口服避孕藥以前，建議您先去醫院做子宮頸抹片檢查、尿液檢驗、肝功能檢查等。

在塗指甲油之前，先審視指甲，藉此判斷身體健康情況

外行人判斷身體健康情形的依據，大多是身體各部位的變化。其實，從身體的許多部位都可以判定身體是否健康。

其中，大家都知道的就是指甲尾端的半月形來判斷健康的方法。半月形愈多則表示愈健康。似乎大家都很相信這個說法，事實上，這是完全沒有醫學根據的民間傳說。

所謂的半月形是在指甲端下方才新生成的指甲。我們之所以能夠看到自己的半月形部分，是由於角質化尚未發達。總之，不能以此來做為判斷身體是否健康的依據。

如果您真的想從指甲得知身體情況的訊息，還不如多注意指甲的形狀。指甲平均每天長〇・一公分，大約一百天就會變化，並且可說是記錄了過去一百天的健康狀態。所以，只要是位名醫，光是看患者的指甲就可以準確地斷言此人何時得過何種病症，以及現在的健康情況如何。

例如：指甲中有許多白色的斑點，就有可能是腎硬化等腎臟方面的疾病。這是因為空氣進入指甲內部而產生的。

大拇指指甲白色月眉部位幾乎佔全甲的二分之一，呈紅色，白色月眉又有鮮紅斑塊狀，提示此人慢性咽炎、扁桃體炎因感冒而引起急性發作。

多數指甲甲面中央發白色，可能是患有胃疾。

其次，如果是鐵質不足性的貧血，指甲就會像湯匙一樣呈彎曲狀。另外，起伏不平狀的指甲便有可能罹患心臟病；整片指甲呈白色混濁狀則有可能是肝臟硬化。還有，指甲表面上出現直的細長紋路便是營養不足的表示。因為人們到了六十歲以上，由於老化才會有此現象產生的。

在塗抹指甲油之前，千萬別忘了檢查您的指甲哦！

舌頭像是內臟的鏡子，每天早上要記得觀察

舌頭也是衡量健康的標準之一。由於舌頭可以敏感地反映出內臟的變化，根據舌頭的狀態便可以得知健康的程度。只要知道健康時的舌頭是什麼樣的情況，光是觀察舌頭便可以自我做健康管理。

早上仔細對著鏡子觀看自己的舌頭吧！如果舌頭是屬於非常健康的狀態，其顏色帶點紅，而且內側是厚又濕潤的。舌頭給予我們的感覺像是佔據了口中的大部分，並且捲成一團的東西。比方說：舌頭的顏色不似往常那麼紅潤，唾液的分泌也比較少時，便是給您身體過勞的暗示。

還有，舌頭表面白白的突起，就叫做舌苔。產生舌苔，就是在提醒您胃腸功能衰退。若是舌苔變厚，而且顏色變得更黃，便是肝功能惡化的表示。如果一直持續著這種不健康的狀態，最好還是去接受檢查。

舌頭是專司味覺的器官，自然也就成了健康指標之一。舌頭具有味蕾，可以

感覺酸、甜、苦、鹹等味道。身體稍有不適，舌頭也會隨之產生微妙的變化。當我們得重感冒的時候，不論吃什麼都會覺得一點胃口也沒有，尤其對於苦味的感覺特別敏感，在我們過度疲勞、胃腸功能不佳，剛開始感冒的時候等，對苦味的感覺會比平常更強。

舌頭就如同是內臟的鏡子一般，反映出我們身體的健康情況。因此，為了健康著想，每天早上別忘了檢查舌頭。

塗眼影之前，先檢查眼皮的浮腫程度

在化粧之前，細心地觀察您的肌膚，也是早晨的健康檢查方法之一。眼皮也可以顯示健康情形。所以，在塗眼影以前別忘了仔細地看看您的眼皮。

首先，談談眼皮浮腫的情況。雖然睡眠情況正常，眼皮卻沈重而且浮腫，這是因為腎臟的機能衰退所致，此時就必須注意排尿的情況是否異於平常了。

眼皮凹陷，雙眼突出時，有可能是罹患巴士德氏疾病。得了這種病症，眨眼的次數也會跟著減少。

還有，眼皮長出小小黃色的疹子便是黃色膽。由於脂質沈澱於其中，就必須考慮是否罹患高血脂症。倘若放任不管，也有可能轉變為動脈硬化方面的疾病。最好還是去求教於醫師，比較能夠放心。

再者，翻開下眼皮詳細瞧瞧。在下眼皮的裡側眼瞼結膜的部位，因為血液有運送到此，通常是呈紅色的。若是眼瞼結膜變為白色狀，這就是您稍微有點貧血的證據，最好還是去接受血液檢查。

洗臉之後，臉色和嘴唇也要詳加檢查

人們總是終日忙碌，仔細觀看自己臉色的機會似乎少之又少。但是，偶爾也要在卸粧後看看自己的臉色。經由臉色和嘴唇的顏色也能夠得知健康狀態。

也就是說，利用每天洗臉的時間來觀察臉色和嘴唇，洗臉是最基本的臉部保養，早晨的洗臉，可謂是肌膚以及心靈為了迎接新的一天而做的準備。

首先，用清水輕輕洗淨眼睛。除去蛋白質以及脂肪等老舊的廢物，刺激淚腺，使瞳乳開始活動。再來就是洗臉，洗臉的目的是清潔和保濕，用溫水洗臉效果也很好。

洗臉之後，在自然的光線下照鏡子，審視鏡中的臉色，您的臉色是不是呈淡淡的粉紅色？

若是臉色變白，是由於血紅素減少而引起的。其特徵為：眼瞼結膜以及指甲的顏色會變白。如果臉的顏色略為發紫，也就是醫學上稱的「發紺」，就有可能因為血液中的氧氣含量不足而導致心臟方面的疾病。臉色變為不正常的黃色，或許是由於膽紅素這種色素增加，可能是肝病。

接著是檢查嘴唇。白色的嘴唇疑似貧血；紫藍色的嘴唇則有可能是心臟病的信號；久病時，嘴唇突然發黑色者，是危症信號；嘴唇發青烏色，屬氣血循環功能差；口流涎液，多是脾胃不和引起。從嘴唇到口角有點被割傷而且疼痛的口角炎，多半是在感冒時引起的。其原因是由於維他命B_2不足，多吃些大豆、蛋、肉等食物就可以。

到婦科檢查時所必須注意的事項

當我們感到身體不舒服而欲前往醫院檢查時，一定會覺得很緊張。現在就介紹一些使您在檢查時能夠輕鬆自如的方法。

首先，就服裝方面而言，由於有胸部聽診以及腹部檢查，穿著前面有釦子的T恤以及裙子會比較方便。後面有拉鍊的衣服，在檢查之後再穿上時會不太方便。另外，避免穿脫麻煩的連身衣服，就可以安心受診。

咳嗽、有痰、感冒加重的時候要照胸部X光以便檢查。所以，有上述症狀時要避免穿著有背鉤的胸罩或者是長襯裙，沒有金屬掛釣的胸罩或是束褲會比較方便。

心跳加速、呼吸困難的時候要照心電圖。做心電圖檢查時，手錶、手鐲、項鍊都要摘下，還有，長筒襪也要脫下，使自己的手、腳都能明顯些。如果要驗血，最好是穿著袖子能夠很快地向上捲起的T恤或者是毛衣比較方便。檢查時脫下的飾品，別忘了帶走。最好一開始就先摘下來。另外，最好不要穿著褲襪、短襪或者短的線襪會方便得多。在躺上檢查台時必須要先脫鞋子，所以，儘量不要穿有鞋帶以及脫下費時的鞋子接受檢查。

婦科是檢查子宮和卵巢的位置、形狀，以判別有無罹患某種疾病。屬於內診的一種。此時，長筒襪和鞋子都要脫掉。穿裙子則沒有什麼關係。但是應該避免穿著必須整件都脫下的褲裙或是短褲。

千萬不可以濃粧艷抹地前去檢查，倘若塗了腮紅和口紅就無法辨識真正的臉色了。指甲油也不要塗，塗了指甲油也無法診斷指甲。流汗會使測量的體溫不準確，最好也帶著綿製手帕、毛巾去檢查。

最後，在檢查之前先弄清楚以下的五個項目。您有那些症狀？從什麼時候開始，現在還有嗎？至今覺得過什麼重大的疾病嗎？是否對那一種藥物會過敏？最後一次的生理期是什麼時候？

第六章 更進一步，與壓力做朋友

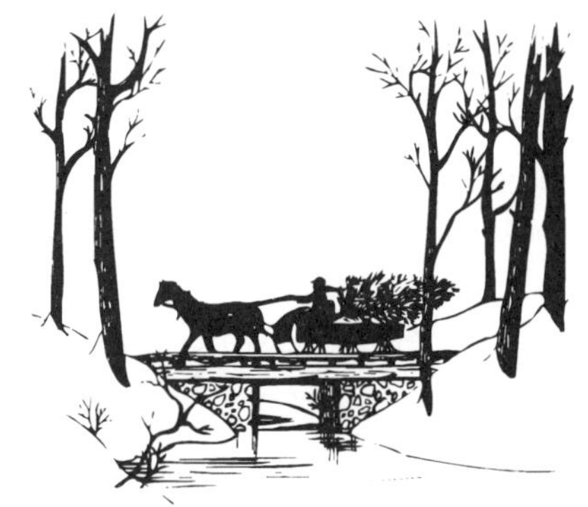

女性的「職業類別忠誠度」只會為自己招致壓力

在外工作，無論年齡與性別，大多數的人都會產生壓力。但是若要探討其主因，似乎就有男女的差別。

其中之一是對工作忠誠度的不同。對於男性的公司忠誠度而言，女性對於職業類別的忠誠度是很強的。

男性只是把職業類別認為是公司中的一個位置，調往其他職位的變動只不過是一個階段。但是，女性對於職業類別的忠誠度極為強烈，若其忠誠度被否定，就會引起壓力。

如果有人事異動時就給予自己一些樂觀的想法，將此次的異動認為是擴展自己才能的大好時機。在新的環境下，或許激發出新的能力也說不定。畢竟積極的思考正是戰勝壓力的原動力，不是嗎？……

還有一點，在女性特有的壓力因素中，具有不同性格的人會產生摩擦。對於不同性格的同性會有批判的看法，或者有著強烈的否定傾向。

例如：單身的上班女性就會對專職的家庭主婦有批判性的看法。相反地，家庭主婦也會否定職業婦女的生活方式。像社交範圍也是一樣，單身者只和單身者交往，有孩子的婦女也只和有孩子的女性交往而已。

這麼一來，是無法擴展彼此的世界。不要先去否定對方的立場，認定多變化的女性有多變化的生活方式，才能將愉快地拓展視野。以如此充裕的人際關係作基礎來工作，應該可以減輕不少壓力……。

優越意識（A型式氣質）所產生的壓力

人的性格有許多種，在這裡要舉出的是A型氣質——也就是類型A。可是所謂的A型卻不是指血型而言。是指具有好動、攻擊性格的人而言。

比方說：看見急性子或慢郎中的人就無法忍受；十分好強，輸不起，什麼事情都要與人競爭；吃東西的速度很快等。

這種A型氣質的名稱是由美國人取的。根據心臟病學者麥亞．夫利特曼以及雪伊．羅瑞曼的研究，只要分析患有心肌梗塞與狹心症的患者性格以及行為方式，就會出現此種A型氣質。也就是說，具有這樣性格的人罹患心肌梗塞與狹心症的比率相當高。

但是將A型氣質用在一般人身上，除了加上先前的各種特徵之外，也包含了不工作到很晚會覺得有罪惡感，或是在休假日仍然上班，一休息就受不了，有點工作狂的人。這就是一般的優越薪水階級。一旦成為優秀份子，其意識就會變成壓力，血液中的膽固醇與中性脂肪均會升高，罹患狹心症與心肌梗塞的危險也會比常人高出二倍以上。

對於A型氣質的人來說，最重要是建立朋友與情人、部下與同事等，屬於自己的工作網路。有了這樣的工作網路，應該能夠減輕壓力與焦慮感。如果您的他是個優秀份子，請好好地支持他。另外，若是自己本身是A型氣質時，要注意和情人與朋友交談的時間。

再者，一天之內一次，或者是一星期之內一次，仔細的來計畫「不做任何事情之日」。

想要A型氣質的人什麼都不做，實在是個大難題。但是，唯有什麼都不做才能放鬆持續緊張的身體與心理。對於平常無法察覺出的壓力，利用這段空間的時間也許會有意外的發現。

認為「一天就這樣渾渾噩噩地渡過實在可惜」的人，何不試著從一天有一次輕鬆的下午茶時間開始。多多地去經驗各種事情，從中或許就可以找到最適合自己的生活圈。以前所有過的經驗，決不會白白浪費的。

容易造成心臟病以及癌症的「性格」

對於疾病，似乎也有容易造成某種疾病的性格。進行這種研究的是前面提過的大利特曼與羅瑞曼。他們由多數的臨床病例之中，分析出容易導致心臟病的性格。

根據他們的研究可以分為三類：⑴競爭心強又有野心型。⑵聒噪不休只談及自己的類型。(3)激怒他人，心存敵意一型。

在此也提出醫學性的依據。由臨床經驗可知：只要讓對方燃起敵意，便容易引起動脈內的粉瘤（atheroma）性變化（血管內壁的膨脹）。產生的粉瘤若是付著於血小板上就會促進血液的凝固，若是發生在心臟的冠狀動脈，就會形成血栓，引發狹心症與心肌梗塞。除此之外，生氣的時候，活躍運作的交感神經就分泌去甲腎上腺素（noradrenalin）使血管收縮，導致血液循環不良。因此，懷有怒意與敵意的人就會容易引起血管系的疾病。

甚至也有容易形成癌症的性格。「精神憂鬱的人容易引起癌症」這是西元二世紀的醫學家格雷所說的話。這麼說來，「癌性格」似乎也真的存在著。

在我們身體內數百億的細胞，其中的任何一個無時無刻地會引發異型性變化。身心都健康的人，由於淋巴球會殺死異型細胞所以不須擔心，但是，免疫系統會因精神上的刺激等而有不良的影響，因而容易引起細胞的變化。也就是說，心理的因素對於是否罹患癌症也有很大的影響。

英國的金格斯卡雷吉醫院，根據乳癌患者在告知其癌症時候的反應來調查其心理狀態以及之後的變化。其結果可以分為以下四種類型：⑴有絕不承認罹患癌症的否定型、⑵欲戰勝癌症而努力的鬥爭型、⑶認命地接受癌症的事實而過著普通生活的自制型、⑷充滿癌症與死亡想法的絕望型。

調查的五年以後，否認型、鬥爭型十人中有九人生存，而且七～八成沒有再發。自制型三十二人中有二十二人生存，但其中有七人再發病。絕望型則是五人之中有四人死亡。由以上的結果可知：具有開朗、不會愁眉不展性格的人即使罹患癌症，生存的機率很高，而且再發率也很低。心情低落，且煩惱的人，以及獨身者和婚姻生活不美滿的人，若是罹患了癌症，其死亡、再發率都比較高。

在此奉勸癌症患者切勿情緒低落，只需有積極的求生意志，就算是得了人人懼怕的癌症也有可能克服的。

壓力的根源來自身份的自卑感

人為什麼要生活下去？這個問題的答案或許不一而足。但是，有一個很確定的因素是，至少人是在為了自己的成長而活的。

因此，只要人想要繼續成長下去，他就必須要忍耐並克服種種現實生活中所發生的困難。從而，人將可以體會出生命真正的喜悅。以前有一本名為《我是什麼？》的暢銷小說而「身份的自卑感」正是其題目的名稱。

在物質生活豐富的現代，還是會有那種不知道自己應該做些什麼事的人存在，不僅自己覺得不安定，而且受到旁人的意見所左右，覺得和每個人一樣就安心了，如此一來，便容易陷入危險的情緒之中。

想要避免陷入身份自卑感而戰勝壓力怎麼做才好？

所謂不被壓力擊倒的人絕不是擁有遲鈍心的人，而是屬於纖維類型的人。唯有了解他人的痛楚、充分明白自己是何等有優越感的人才會不畏壓力。恐懼壓力，不去理會它因而覺得輕鬆自在接著再逃避問題，怪罪他人，認為自己就要成為悲劇裡的主角一般，將要大禍臨頭的人是決不會戰勝壓力的。

不管有多少壓力都能夠坦然去面對的女性是多麼美好！由男性的觀點來看可能會認為「一點都不可愛」，或是「太精明」也說不定。但是，裝成一副可愛的模樣，卻完全不幫助別人的身份自卑感的女性，以及選擇這種女性的懦弱男性社會，是無法蘊釀出優秀文化和藝術的。

學習「拜託他人」的技巧

A型氣質亦可稱之為病態的優越感。該怎麼做才能夠使這種類型的人不炫耀自己的性格呢？

A型氣質的人似乎都有著不為他人的成功而雀躍的傾向。特別是對於同級生，一起工作的同事，或者是相同業界的人，更會顯現出其競爭意識。由於其不服輸的個性相當強烈，這種人很難交到朋友。

對於這種A型氣質的人，最好能夠和其他業界，以及和自己的世界完全無關的人做個朋友。試試積極參加各種不同行業所舉辦的交流研討會以及研究會，宴會等都對自己有益處的。與其建立對工作有幫助的人際關係，不如抱著尋找真正的知心朋友這種心情而為之。

另外，A型氣質的人在工作方面也會因為熱心工作而受人尊敬。因此，會更加地努力。但是，任何事都自己動手的A型氣質工作方式，只會使壓力更加沈重了。應該不要過於講求完美主義，多少也要學習如何「拜託別人」的技術。拜託他人可能會認為自己不負責任，但是什麼都自己來，反而可能會埋沒了部下的潛力與長處。

拜託別人絕不表示自己閒著，比起自己動手，拜託別人做事可是難上了好幾倍，所以，一面控制感情，一面巧妙地將自己的心傳至對方。既可以做事，又可以為人著想……。只要有拜託他人的技巧，A型氣質的人就會變得容易親近。

要讓自己成為一位心地善良又會體諒別人的人，如此一定會受到大家的喜愛。相信在陽光背後所做的努力，終會有令人刮目相看的成果展現。

焦躁不安，就聽聽休閒音樂

音樂具有催眠作用，快節奏的音樂另當別論，節奏慢的曲子，會對人的腦波產生作用，誘發出好的心情。

最近，只要去唱片行逛逛，就會注意到環境音樂這樣的文字。所以環境音樂就是以音樂給予人類的影響為基礎，因應各人的心理狀態與環境來選擇合適的音樂。今日，各種醫療中心，利用音樂來減少患者心理上的動搖，已很普遍。

根據某個報告表示：聆聽自己喜歡的音樂可以使血壓降低。的確，心情沈重的時候，聽聽喜歡的音樂可以緩和情緒，使心情穩定下來。這大概就是音樂扮演者解除壓力角色的結果。因此，讓我們試試可以控制壓力的音樂療法。

當您也感到：「壓力好大呀！」的時候，就一面聽著喜歡的歌曲，一面享受休閒的時光，一定可以使心情變好。

因此，建立環境十分重要。由於音樂能使人快樂，所以還是要選擇演唱者。

還有，燈光不要太亮，當然，稍微暗一點心情較能平靜。

觀葉植物可說是眼睛的清涼劑。因為綠色能給予眼睛舒服的感覺。所以試著放二、三盆容易保養而且耐久的黃金葛、變種仙人掌以及木棉，然後再躺在舒適的沙發中。

在舒適的地方喝東西等……。在咖啡內放入聖母之淚，或在紅茶內加入白蘭地。看著它慢慢裊繞的煙氣，心情也會平穩下來的。

但是，休閒音樂到底是何種曲子才合適呢？

焦躁不安、欲求不滿時聽聽韋瓦第的四季、蕭邦的抒情小夜曲。無法排解憂鬱的心情就聽聽里姆斯基・哥魯沙哥夫的第三協奏曲，或者是貝多芬的演奏會用序曲。而心情十分低落時則聽聽蕭邦的敘事樂曲第一首，或者是門德羅斯特的小提琴協奏曲。因壓力而引起的偏頭痛，可以聽聽蕭邦的波蘭舞曲或是敘事曲第三首……。

如何呢？您是否有喜歡的曲子呢？若有，試著用錄音機把它們全部錄在一起欣賞。

向「解除壓力的約會」出發

有工作的女性，很容易因事業與人際關係而產生壓力。這與白領階級的男性是相同的情況。

在此想建議您的是：「解除壓力的約會」。何不試著與愛人一起忘記所有不愉快的事，儘情地享受約會！……立刻打電話給他訂個約會。

首先，選擇的過程是很重要的。建議您將約會的場所定於高樓大廈與城市旅館最頂樓的茶館或酒吧，人類只要從高處俯瞰地下，就會不可思議地將自己所煩惱的事完全縮小。登上雄偉的玉山，感到非常棘手的問題也會稍微變小。這些都可以稱為「壓力的垂直消解」。

在會合的地點，從容的喝茶，然後轉移到可以聽得到水聲的地方去輕鬆一下。駕車從市內沿著北海岸兜兜風也很不錯。沒有時間的人也可以到高雄港眺望船隻，或者是到基隆的中正公園、高雄西子灣等地方眺望海景也很好。

至於用餐的地點，挑選能夠使二人心境平和而且稍具情調的店。在浪漫燭光的幽靜餐廳內，一面快樂的聊天一面用餐，是非常理想的。但是，不要發牢騷或是說煩心的事。

所以，話題不該由對方單方面提供，請事先準備能和對方交談的新聞資料。

尤其是內向的女性也要適度地表示自己的意見。若是只讓對方一直發表高論而自己無言以對，特地的邀約也可能會成為壓力的來源。

另外，出席自己有興趣的音樂會，到卡拉OK大聲唱歌，或是在舞廳內盡情熱舞等，使自己陷於忘我狀態，都是解除壓力的好方法。

壓力，固然是文明下的產物，但只要加以巧妙應用，壓力有時反而成為助力。

大聲唱歌，是簡單又有效果的忘憂方法，由一個人的唱歌方式可看出該人的人格，不論是引吭高歌，或輕聲低唱，都可藉由此方法打破自己的殼。

想要改變心情，不妨試試獨自旅行

解除壓力的基本方法是從日常生活的空間中，前往非日常生活空間休閒一下。這就叫做「空間移動的法則」。

具體來說，前往聽不到耳熟能詳的語言（台灣話）之處，遠離經常見面的人

（家人以及公司的同事），重新體驗與平時完全不同的世界。

其意義就是：前往海外可解除壓力，最好是一個人前往，試著自然使自己成為一個陌生的遊客。

深秋還穿著毛衣時，儘可能前往溫暖的南方。接近赤道以便感覺陽光的熱情如何？白天捕捉海裡的魚類，眺望衝浪者滑動時的快感，在海邊撿拾貝殼渡過寧靜的一天。

夕陽西下時，坐在岸邊遠眺夕陽。此時，取下手錶從時間的束縛中自我解放，當然，也要暫別電視和報紙……。只在此時翻開平時想讀而沒有時間閱讀的書。

另外，建議您讓平常使用的部分休息，而積極使用平時不常用的部分來休養。例如：使用眼睛的人讓眼睛休息，不使用肌肉的人就邊走邊跑。這樣積極的休養儘可能地數個月一次，若是能夠有計畫的進行會更好。

與人溝通，敞開心扉、遊玩時間等，都有其必要。擅於遊玩的人，比較不會有壓力。因為在遊玩當中，心情得以轉換，壓力也在不知不覺中發散。

心情能恢復，對於工作也更能投注一分心力。

平凡無奇的日子衍生的壓力——「無聊症候群」

每天都很無聊。工作無趣，沒什麼嗜好，什麼也不想做，漫無目標……試著回顧過去，卻全無成就的人一定有。如果，您也是這樣，您就是得了「無聊症候群」。

得了「無聊症候群」的人，其行動模式，明顯的表現出「貪嘴」的個性。即使在夜間，若是沒有吃東西，似乎就會心神不寧。餐餐之間都想吃甜的東西，雖然沒有什麼特別的理由，只是嘴巴想動，隨手就抓取糖果或巧克力。

如此一來，在不知不覺之中攝取了糖分，使腦中的血清素的濃度升高，精神也會趨於安定。血清素有沒有安定的作用並不清楚，但是，過量飲食會招致肥胖，而且也會引現生理不順的現象。

容易陷入「無聊症候群」的人，其特徵是喪失目的意識。對於工作和生活習慣已經熟悉而沒有新鮮感時，生活變得單調時，生活只是規律的工作、返家，每天感覺到日復一日時，達成偉大的目標時，與心中所期待的景象差距過大時，在以上的狀況之下，便容易陷入「無聊症候群」。

在這種情況下，請想想：「世界上根本沒有無聊的事，自己會無聊是因為本身沒有尋求趣事的能力。」在自己的工作與生活中看見什麼就要多加注意。所以，多下點工夫，使每一件事都變得妙趣橫生。但是，腦海中光是這麼想著，卻沒真正去實行就會喪失機會。因此，起而行是很重要的。不要怕麻煩，與其猶豫不決，倒不如及早行動。

當然，飲食過量與衝動心生的大採購還是要慎思而行。

想要改變心情，最好做做家事

清洗、掃除、做飯這些事情不要把它們想成非做不可，不然它們會成為您的負擔。偶爾以不同的心情輕輕鬆鬆的處理，最後它們反而成為解除壓力的好方法。

某名醫就指出做家事可以消解壓力。

「女性和男性比較起來，很容易回歸自我，而且更容易在乎自己感受到的壓力。該怎麼做才能夠愉快完成家事等例行工作，回復感性呢？小時候的生活體驗在腦海中浮現了。所以，對現在的異常壓力會特別在意。」

首先要告訴您的就是：家事有相當的運動量。打掃、整理、棉被的摺疊，由於和平常的工作使用不相同的肌肉，所以便可以改變心情並且得到運動的效果。例如：打掃可以花三十分鐘之後減少八十五公克的卡洛里；除草三十分鐘也可以減少八十公克的卡洛里；散步、購物在三十分鐘亦能減少六十八公克的卡洛里。另外，打掃與清洗能夠讓骯髒的東西變乾淨，儘可能自己動手，便可以輕易地得到成就感與充實感，這對於消解壓力有相當效果。

再者，做飯對解除壓力更具效果。切丁處理時咚咚有節奏的聲音，煮熟之後又香又軟的白米飯……等。聲音、味道、顏色、香味、味覺，人類具備的五種感覺充分地受到刺激，即使是高壓力的狀態，也容易被麻痺而回復感性。

這是只屬於女性的壓力解除方法，請多加利用。

很意外嗎？結婚、懷孕、成功都是壓力來源

現代的社會可稱為壓力社會。但是，什麼樣的事會成為壓力呢？其確實的原因卻不太清楚。一提到壓力，我們就很容易把痛苦的事情想成不幸的事。實際上並不是這樣的。

美國有位學者研究壓力，將人類生活中所產生壓力依序排列。這就被稱為壓力的級數。

其第一位是「配偶死亡」，接著第二位是「離婚」，第三位是「分居」等不幸的事情，若是碰上了壓力都不小。但是，排名第七位的居然是「結婚」。而「懷孕」為第二十名，「家中人數增加」為第十四名，「顯赫的成就」為第二十五名，「聖誕節」亦排名第四十一位，可見不論是什麼樣的事情都可以對人們造成壓力。

夫妻間，一方做任何事時，不要給對方留有「疑問」。有人說，夫妻吵架好比是特效藥，會更增加彼此的愛意。但是，這是針對會和好如初的夫妻而言。如果是關係冷淡的夫妻，吵架只會帶來更糟的結果。

或許您想知道，「『成功』為什麼也會帶來壓力？」現就為您舉列說明。升級明明是非常值得高興的事，但是突然也會產生一股不安感，到後來反而喪失了自信的人大有人在。這就叫做「升級神經官能症」。

不只是不幸和厭惡的事情，生活步調有很大的改變也會產生壓力的。在壓力無所不在的現代，絕對不要讓自己生活在壓力之中。

刺激穴道對於解除壓力也頗具效果

壓力當然也可以經由運動、聽音樂來消解，可是卻還有更簡單、更方便的解除方法。

焦躁是壓力所引起的症狀之一。想要改善因焦躁不安以及興奮而引起的壓力，最能夠發揮效果的就是刺激穴道。

首先，為各位說明穴道所在的位置。就手指頭而言，無名指和小指頭都有穴道。無名指具有前往中醫學所謂三焦經能量的通道，刺激無名指，可以消除焦慮感，精神為之一振。另外，小指也含有促進血液循環的心經、小腸經的通路。只要刺激此二穴道，便可解除焦慮和失眠。

腳掌以及手掌也都有可以改善壓力的穴道。大拇指和第二指之間就有「行間」穴道；小指頭的指甲根部就有「少衝」穴道，手掌的中央有「勞宮」穴道，而腕關節的附近有「神門」穴道。

閒暇時以手指、牙籤、原子筆等來刺激穴道！至於手掌則用高爾球以及胡桃來刺激，也很有效果。除了解除焦慮更能提高體內所有臟器的機能，一定要試試看。

治療焦躁的中藥處方——加味逍遙散（當歸、芍藥、柴胡、朮、茯苓各3，甘草、牡丹皮、梔子各2，薄荷、乾生薑各1）。

對於體力普通或稍弱的人，都能發揮功效。情緒低落、對事物相當在意、容易疲倦、具有失眠傾向時，可以服用。

入浴時儘量使自己放鬆

疲勞時入浴不見得會使心情好轉，因為身心似乎都溶入水中了。

由於工作而使得手腳冰冷時，準備適量的溫水，舒服的泡個澡，之後，一面淋浴一面按摩指尖到心臟的部位，可使血液循環良好。此時，用雙手由一隻腳的指尖周圍開始按摩腳部。使用海綿洗澡，膚質較差的人就容易引起過敏，所以還是不要使用最好。把毛巾摺成長形袋狀，專門用來擦洗自己的身體。

還有，為了提高血液循環的機能，洗澡時先將腳尖輪流浸泡於冷水和熱水中，效果也不錯。

肩膀酸痛的人以強水淋浴肩膀，再加以按摩，可以促進血液循環。另外，容易便秘的人可以在泡澡之後淋浴腹部再做按摩，促使腸的蠕動更加活躍。

泡澡對於恢復肉體的疲勞具有極大的功效，而且不僅對肉體而言。輕輕鬆鬆的入浴，伸展手足可使我們的心情放鬆，壓力可因此而獲得消解。

所以，在浴室儘可能地營造寧靜的氣氛也是很重要的。比方說：擺放可以使視覺舒服的綠色觀葉植物、或是放置自己喜歡的芳香劑，享受清新的香氣……。不妨試試看市面上販售的入浴劑以及藥草。享受優雅的洗澡時刻。

另外，更有幫助的便是音樂。播放背景音樂可以達到最好的放鬆效果。還有，入浴前先喝一杯礦泉水使汗先發出來，毛孔張開，皮膚會更加細緻。

檸檬的香氣可防止您在辦公室打瞌睡

下午的辦公時間不知不覺就會感到昏昏沈沈想睡覺，相信這是誰都有的經驗。即使想著不可以睡覺，自己還是無法把持，漸漸地又進入了夢的世界，與周公做伴去了。

您可知道對付瞌睡蟲最有效的剋星是什麼?答案是檸檬。

證實這件事的是日本的二宮理喜教授。根據二宮教授的報告中指出：檸檬的香氣可以大幅減少開始打瞌睡之前出現的腦波。

通常想要打瞌睡的人都會多次產生一種介於七・五～九・四赫之間的特殊腦波（α波的一種）。因此，二宮教授以學生和教職員共十八人為對象進行實驗。首先，要他們把布朗真空管顯示的數字鍵入電腦。

結果，在最初的二十分鐘，覺得無聊的每位實驗者都出現了數次的特殊腦波。之後每隔三分鐘便讓他們聞聞檸檬的氣味。奇怪的是，不知何故，幾乎每個人的腦波都產生了變化。也就是說，特殊腦波慢慢被抑制。但是，也有人產生了十多次的特殊腦波，在聞過檸檬的香氣以後，十五分鐘之內又出現了二次特殊腦波的情形。

從長時間進行實驗的例子看來，能夠維持一個多小時清醒的人也有。其間也以茉莉花和薰衣草的香味來做實驗。但是很可惜，只有檸檬的氣味才有使人保持清醒的效果。

由於檸檬的氣味很清爽，也可以用來做為車內的芳香劑。而且它能夠有效的抑制瞌睡，對司機們來說是項福音。

當然，檸檬亦是最有效的起床號。突然聞到檸檬芳香的氣味，整個人都會振作起來，愛睏的感覺也消失不見了。

試著早起二十分鐘精神奕奕為自己做份豐盛的早餐

合理的三餐，是指早餐要吃飽、午餐要吃好，晚餐要吃少。

年輕女性仍然有許多人沒有吃早餐的習慣。她們的解釋大概是：「早上不知道為什麼就是沒有食慾，而且很想睡覺……。」但是，為了您的健康著想，奉勸您一定要吃早餐。不吃早餐引起的低血壓，會使您在通勤途中情緒變壞，站不穩而導致暈倒，危害您的健康。

每個人都想多睡一會兒的心理是可以理解的，但是，稍稍忍耐！試著比平常早起二十分鐘，簡單地做頓早餐。

常常在外面用餐的人，容易缺乏果類或是維他命A的養分。此時，多吃一些木瓜。取半個木瓜，淋上一些檸檬汁，因為木瓜富含維他命A以及食物纖維，加上檸檬汁內含的維他命C可以使您攝取更多的養分。

貧血的人可以試試梅子。利用星期六、日來做。將二包梅子倒入鍋內，加入能蓋過梅子的水，再加入能和水的分量調和的等量紅酒和砂糖煮二～三分鐘。最後再加入適量的白蘭地便大功告成。

在原味優格中加入煮好的梅子再澆上一大匙糖漿食之，可以補充鐵質，預防便秘。若是冰入冷凍庫，可以保存一～二個月。

貧血的人可以多喝味噌湯。千萬不要覺得煮點湯很麻煩。前一天晚上先在鍋內加一杯水並放入四片蘑菇，等到早上再煮開，便是美味的湯了。放入一些切好的青菜再加入味噌也是不錯的。如果能夠再放入豆腐，補充蛋白質更好。

早晨精神不佳，不妨泡個熱水澡

您是否有早上都無法立刻起床，即使起來了也是頭腦不清醒，散漫而又沒有精神，或者是由於情緒低潮，暗嘆早晨真是痛苦的情形出現？在此給您一個不錯的建議：

試試在早上起床後泡個熱水澡，似乎有早晨入浴對健康不好的說法，其實是個人洗澡的習慣問題。

正確又有益處的早晨入浴方法是：

早晨泡澡最重要的就是注意水的溫度。最好是熱水，為什麼呢？熱水可以刺激交感神經，在入浴後使您頭腦清醒。人類的六十兆個細胞在睡眠時間也是在休息的。

早上我們起床之後，細胞卻仍然處於休息的狀態。所以，早晨的熱水澡就是為了要喚醒細胞。

理想的水溫是介於四十二度至四十四度。這樣的水溫可以給予血管刺激，使血管收縮，血壓上升。如果一直持續這種狀態，肌肉、自律神經甚至於內分泌的功能都會活躍起來。也就是說，沈睡中的細胞已被喚醒了。

通常一般人在起床後一～二個小時之間，身體的機能還是呈睡眠狀態。如果您是屬於低血壓的女性，說不定還會覺得早晨起床非常痛苦。順便要提醒您：早晨的泡澡不要花太多時間，三～五分鐘就夠了。另外，淋浴也可以得到同樣的效果。說不定您會覺得比泡澡更為方便。

給自己多一點想像空間，使擠車也快樂

每天在人擠人、如地獄般的通勤捷運中隨車搖晃，真是痛苦啊！到了公司已是疲憊不堪，無多餘的心力把工作做好。所以，每個人都希望能夠有辦法避開通勤時間。

奉勸您，多給自己一點想像空間。腦中開始幻想，想一些可以使您心情愉快的事吧！

例如：想想小學時代彈鋼琴比賽優勝的事。您繫著可愛的蝴蝶結，穿著粉紅色的洋裝，邁著小小的步子走向舞台中央和觀眾們打招呼。接著走向鋼琴，彈著蕭邦的圓舞曲……。曲畢起身迎接會場的掌聲，並領取優勝的獎牌。

如何？回想之間，您是否也陶醉於那天的滿足感之中？

試著想想自己的未來也是一件快樂的事。您和心儀的對象住在海邊的白色別墅裡，玄關旁邊的車房裡面有一部紅色的跑車，主人房的牆壁上裝飾著絲綢製品、偌大的玻璃花瓶裡長滿了含羞草、還有柔柔的音樂……。不是很快樂嗎？

像這樣回想自己過去愉快的經驗或者是夢想成真的情景，能夠引導腦波呈現α波的狀態，使您漸漸產生自我肯定、積極的態度。如果以這種態度去公司，一天下來，無論是工作或者是情緒方面都會快樂無比……。所以，試著把通勤的時間變為您的快樂時光。

過度運動會招致反效果

女性會想要開始運動，多半不是為了身體的健康，而是希望自己能夠瘦下來。於是幾個小時都不休息地運動……。

但是，如此過度地運動會引起意想不到的病痛。比方說：有氧運動會使膝蓋酸痛，網球會使手肘疼痛。原本認為對身體有益才開始的運動，若是過度，也會造成反效果。

那麼，什麼樣的運動方法才對身體有益呢？

首先，必須注意的是不要突然開始做某種運動。譬如在滑雪、游泳等玩樂性質較大的運動之前一定要先做一些柔軟體操來暖身。這樣才能夠防止肌肉的傷害。還有，不時地測量脈搏一分鐘跳動的次數（二百二十減去年齡再乘上零點八五），達到標準才停止。普通一分鐘跳動六十～八十次。

還有，與其一個星期才一次劇烈地運動（短期集中型），不如一個星期分三次運動（分散型）來得有效果。例如，一個星期一次運動一小時，最好改為一個星期三次，每次二十分鐘。確實實行這種正確的運動方法，體內的良性膽固醇（HDL）便會增加，可以預防動脈硬化。

另外，請您也要注意運動器材的選擇。慢跑鞋要選擇底部厚實、減少足部負擔、輕鬆舒適的款式。還有，經常在相同的地方慢跑，地面的傾斜度會對腳的某一部分造成負擔，所以往返的路徑最好不要重複比較好。

在跳有氧舞蹈時，最好穿厚底的運動鞋。打網球時過度使勁揮動球拍，手臂會疼痛。打高爾夫球的時間過長，不停地彎腰放球也是造成腰痛的原因，這一點應該要注意。不要一直彎曲撿球才不會對腰部造成負擔。

看了以上例子，您可以知道絕對不要過度運動。若是很累就要休息。另外，每週也要有一天讓肌肉得到休息。

為何森林浴有益身心

最近，採週休二日制的公司頗多，比起在家閒的發慌，或打電動玩具，不如到寧靜的深山，來個可增養英氣，又可放鬆自己的森林浴，不知好上幾十倍。

漫步在森林中，感覺到身上被一種獨特的香氣包圍著，心情也漸漸平靜下來……有著這樣經驗的人一定不少。

這是由於青綠的樹葉傳送的平穩波長使得我們的心情輕鬆許多，同時也因為身體吸收了綠葉釋放出的芬多精之故。

植物散發出芬多精以避免有害細菌的侵襲。人類藉著在森林中的步行也可以使全身吸收芬多精而達到相同的效果。也就是說，森林浴有著這樣的優點。

這也是一種藥理作用，促進循環器以及呼吸器的活性化，提高身體各部位的機能，確保身體健康。芬多精之中有一種叫做萜（terpene）的物質，可以增加醫療的效果。萜系的物質乃是從芳香性高的樹木：杉木、檜木、樟木、山毛櫸等樹木發散生出來的。

萜可以刺激身體的皮膚和黏膜，促使全身的細胞活性化。另外還有著殺死葡萄球菌、濾過性病毒，以及抑制細菌和結核菌繁殖的功效。

而且森林中充滿著水氣，能夠使空氣中的陰離子增加。陰離子也有助於精神以及心靈上的平靜。

芬多精的釋放在新芽冒出的季節最為繁盛，而且在上午特別多。輕輕地活動筋骨可使芬多精的吸收效果更加顯著。

根據最近的一個說法：七葉樹的果實之中含有植物的精氣（即芬多精），所以，只要攏幾個七葉樹的果實在口袋中，即使久居都市之人也能夠享受到森林浴的樂趣。

熟知香氣的性質才能夠確實掌握心情的好壞

現在，人人對於居住環境的舒適與否愈來愈重視。而且也愈來愈多的人開始在意自己房間的氣味。

的確，香氣對於人們心靈的影響是不可忽視的。比方說：從外面回到門窗緊閉的房間時，您想聞到的是淡雅的柑橘香味？還是前一天烤肉時殘留下來的煙燻味？當然，清淡的柑橘類香味會使您有著清新的感覺，心情也會好轉。即使您已疲累不堪，精神還是會為之一振。

這樣的香味配合著情況來使用，效果會更為明顯。

以香精油和腦波關係為主的實驗有著以下的結果。

鎮靜效果最高的香精油是由天竺葵提煉的，其次是檀香木提煉的香精油，接著是檸檬和白花油。聞到這些香精油的味道之後，心情會漸漸平靜下來。因此，您可以把香精油滴在手帕上，或者是在床邊擺個素的陶壺，滴幾滴白花油，也可以使您獲得寧靜的感覺。

相反地，會使您興奮的香精油則依序為：薄荷、紫蘇、丁香、夷蘭、玫瑰等。腦筋不清醒的時候不妨試試藥草。在您必須做家事而頭昏腦脹時，藥草具有提神醒腦的功效。介於鎮靜和興奮之間的香精油有：繩草、橘子花等，根據使用者的不同，其反應也會有所不同。

據說：香精的成分在經由鼻子傳達到腦部的時候，其香氣會印在我們的記憶中。所以，對於某種香味的喜好，此種香味具有鎮靜效果或者是興奮作用，都依照個人對這種香氣的印象。是故，善用對自己有效用的香氣。

芳香療法在許多方面與藥草學、順勢療法，甚至環保運動有緊密的關係。它們的基本原則都是不去破壞人體和大自然世界的原始狀態；主張有長期且全面性地謹慎選擇，才是提升健康、幸福、美麗和人性尊嚴的保證。

市面上出售的空氣芳香劑，會散發一層淡淡的芳香薄霧，經由空氣流通瀰漫整個房間。

下列數種精質油常被用來製造室內芳香劑；不僅具殺菌、除臭功能，亦對人體有保健治療功效。

- 具鎮定、安撫效果的精質油——洋甘菊、薰衣草、馬郁蘭。
- 具刺激功能——松樹、迷迭香、鼠尾草。
- 具純淨、清潔功能——天竺葵、檸檬。
- 具清肺功能——尤加利樹、牛膝草、薰衣草。
- 具提神功能——香柏、乳香、沒藥。

試著改變上班的路線，渡過工作低潮期

您是否有過以下的經驗：原本非常上手的工作突然變得諸事不順，處於低潮的狀態？好像沒有辦法專注於工作上，而且還覺得有點無力感？

此時，您一定會想該用何種方法才能渡過這個難關。譬如：去旅行、接近大自然或是逛街等。

其實，還有更簡便並且不用花一毛錢的方法。

這種能使您跳出低潮期的方法，便是改變平常的上班路線。

「就是這麼簡單嗎？」您或許會感到不可思議。但是，改變了舊有的上班路線，您可以欣賞到不同的景色，心情也會更加開朗。雖然表面上看起來是個很簡單的方法，不過，隨著進入眼簾的風景的不同，可以促使左腦靈活運用。而且，腦波也會成為當今最受注目的α的狀態。

產生了α波，會使您頭腦清醒，靈思泉湧。在身心都很調和的狀態之下，為了使α波出現而進行冥想，藉此訓練心智的人似乎也有。α波的產生會激發您平時看不到的潛在意識，產生多彩多姿的幻想。

迎向不同的風景，工作上的新奇點子和企畫也會如泉水般地不斷湧出。僅僅是改變上班路線這麼簡單的事，便可能獲得如此的結果，所以，您不妨立刻試試看。

除了改變原來的上班路線之外，在前一站下車多走一些路；搭乘路線不相同的巴士；或者是比平常更為早起，多嘗試不同的方法，可助您儘快渡過工作上的低潮期。

下午五點以後，試著變成另一個不同的你

人類本來就有多種不同的面貌，但是能夠善用的人卻似乎相當的少。不過，還是有一小部分的人可以享受到自己不同風貌的樂趣。而且早上、中午、晚上都是相同的面貌似乎感覺有點無聊、寂寞。所以，您是不是願意嘗試扮演另一個自己，成為一位多面貌的人。

好比波爾・歇洛的小說《午夜的街道》中，女主角白天是位知識分子，從事研究的工作，到了晚上突然改變，成為一位阻街女郎，轉變真的很大。

那位女主角的情形可算是相當極端的例子，如果每個人都能擁有多彩多姿的世界不是很好嗎？譬如：白天是位優秀的研究員，晚上搖身一變成為運動俱樂部的指導老師。或者白天是位上班女性，一到晚上又變為清純的女學生……。

為了激發出自己潛在的能力，您也來試試下午五點之後的變身術！其實在都市便有許多地點可供利用。很多的休閒俱樂部或者是圖書館一直到深夜都還有開

放。

您若是想自行進修，晚上還有很多開課的學校。比方說：各種外國語言、素描、個人電腦、插花、服裝設計……等等，比比皆是。

善用都市的各類場所，使您的夜晚更為多彩多姿。說不定能夠藉此發現您不同魅力的一面。這麼做總比您工作完了，拖著疲倦的身心回到家，整晚都在看電視來得好。

偶爾漫步於月色下，來段月光浴

若是您覺得：「為了有健康的身體。我真的很想運動，可是似乎太困難了……。」那麼奉勸您常常散步。因為「散步」是個既不花錢，也不會耗費太多體力，又可以達到減肥目的運動。散步的時間您可以事先決定，慢慢邁開步伐，什麼都不要想，輕輕鬆鬆的走！或者帶著一個計算器，訂定了目標之後，盡量多走一些路也是好的。只是必須要有耐心、持久。

對於會說：「早上頭腦不清醒，而且又想睡覺，白天又要忙著工作，實在沒有什麼時間散步。」的人而言，夜晚的漫步是再好不過了。回家之後，試著在居家周圍走二十分鐘，享受一下附近街道白天和夜晚的不同景色。如果您擔心一個人走不太安全，可以找人多的地方走。

不做日光浴，盡情享受月光浴也是不錯的，因為月光浴不必有紫外線的顧慮，春天或者秋天，還有季節變化的時節，走在皎潔的月色下真的能夠使您心情開朗。抬頭仰望月光，用鼻子吸氣嘴巴吐氣，反覆演練這種深呼吸的方式，那一天所有的不愉快和壓力都會漸漸消失在夜色之下。

月光浴可以同時解除您運動不足以及壓力過重的煩惱。您願不願意就從明天開始試試月光浴？

讓波濤的聲音解放疲憊的心靈

在這個壓力沈重的現代社會裡，很容易使人們的心靈疲憊，此時，不知您想不想到海邊去走走?

由於波濤的聲音能激發腦部產生α波,可以使您的心情放鬆不少。只要是水流的聲音,不論是海洋、湖泊或者是河川都可以。既然流水的聲音能夠使我們的心靈深處得到紓解,也許在遠古的從前,人類原本是魚類也說不定。

要不要在周末駕車到離家最近的海邊兜風?秋季或者是冬季不會有很多人,您可以盡情沈醉於波濤聲中。

傾聽波濤聲便能夠使您的心靈得到充分的解放。但如果可以,不妨也戲水,使您的身體也獲得解放。

譬如游泳就是很好的方法。游泳可以使全身的肌肉得到均衡的活動,而且在水中活動會減輕重力,不會對肌肉造成負擔,是個理想的運動。還有,觀察海中的魚群也可以消解壓力。含著通氣管沈浮於波浪之間,觀賞悠遊自得的魚群和水中輕輕搖擺的海草,也是一種享受。

若是您想獲得更充分的運動量,可以試試衝浪。這是一種要用到背肌的運動,可以從平日鍛鍊身體,試試看吧!

適度的運動可以消除壓力，而且如果很擅長某種運動，既能消除壓力又能達到運動的目的，不是很好嗎？

睡前一杯牛奶，使您安穩一覺到天明

現代的社會高度機械化，使得生活在這種社會中的人，經常處於強烈競爭之下，因此不少人有失眠或淺眠的煩惱。

一旦失眠的情況很嚴重時，不得已只好依賴安眠藥了。

不過，在我們身邊就有可以幫助睡眠的飲料——牛奶。

由於牛奶中含有色氨酸（屬於氨基酸的一種），能促使腦部進入睡眠狀態的作用。

大多數的安眠藥，都是麻痺大腦的睡眠中樞而後讓您入睡。但是，色氨酸可以控制腦部的覺醒中樞，使您自然地入睡。也就是說，您無需擔心有任何的副作用。

另外，睡前喝一杯牛奶更能夠補充鈣質。因為從晚上一直到早晨用餐之間這麼長的一段時間，血液中的鈣質濃度很容易下降。副甲狀腺荷爾蒙的分泌量會增多，鈣質便會自骨頭中流出。因此，睡前喝牛奶可以防止鈣質的流失。

再多為各位解說有關鈣質的事。若是體內沒有足夠的維他命D，鈣質便無法被吸收。富含鈣質的食品有：動物內臟、肝油、牛油、肉類等等。多吃這些東西，鈣質便能在您體內發揮最大的功效。

不合乎人體功學的床會引起腰痛及血液循環不良

一般人總會認為床墊最好是裝有彈簧，而且觸感鬆軟舒適的比較好。其實，那可是錯誤的想法。

床墊過軟，當我們躺下時會對背部造成負擔。另外，還有長期睡在過軟的床墊，會導致背部變形的恐怖說法。

其症狀除了腰痛之外，還有疲勞、肩膀酸痛，更嚴重的還會引起血液循環不良。因此，千萬不可忽視床墊的重要性。

選擇床墊的方法相當值得注意，最重要的當然是不要挑選太硬的床墊；會使身體沈下去的床墊也不適合。太硬的床墊會造成腰痛，給背骨帶來負擔。所以，選擇使腰部下沈三公分左右的床墊最為理想。

被子最好是挑選輕薄、透氣、易散放濕氣的比較理想。其中最合適的便是羽毛被。起床以後不要馬上折被子，待二十～三十分鐘，濕氣散盡再折，對健康很有幫助。

應對失眠的夜晚

①暖身編

夜晚無法入睡實在很痛苦。只聽見時鐘滴答滴答的聲音，自己一直想要睡覺可是頭腦卻非常清醒，在不知不覺間卻發覺東方的天空已漸漸變白……。

有失眠症狀的人中，值得注意的是經常用腦的人。常常用腦的人由於精神緊張，並不覺得感到身體的疲勞。造成他們失眠的原因是，因為身心疲勞的程度不平衡。

像這種由壓力引起的失眠症狀，可以藉由暖身運動來幫助睡眠。因此，在睡前仍然工作，或者閱讀艱深的書本都沒有辦法達到暖身的目的。要身心都能達到放鬆才有效果。所以，現在就介紹應注意的事項。

暖身運動最好在睡前的一個小時左右就開始。舒舒服服的洗個澡以後再撲點爽身粉會更好……。

洗個舒服的澡之後，把臥室的窗戶打開，讓空氣流過。盡量呼吸新鮮的空氣吧！在呼吸清新空氣的同時，靜靜地欣賞音樂。譬如：艾利克．沙迪、傑克．貝卡的波卡路，或者是克蘭．克魯德彈奏的巴哈鋼琴曲等。

使用自己喜愛的香水也會使心情放鬆下來。比方說：「布瓦宋」以及「卡柏佳露」的香味，您認為如何？

在心情輕鬆以後，不妨喝些可以暖身的飲料，再一邊看著地圖和以前的照片，想著愉快的事情。

還有，不要常常看神怪、恐怖的電影，因為在夢中出現劇情中令人顫慄的情節，也會使您不能好好入眠。

②在枕邊擺著自己最喜歡的書

如唱兒歌哄小嬰孩入睡一般，失眠的人也在自己的枕邊放一些難解、無趣的書本藉此入睡。

閱讀深奧的書本的確會讓人想睡。不到五分鐘的時間就會入睡，這是任何人都有過的經驗。

這究竟是怎麼回事呢？通常自己有興趣的事物出現在眼前時，從腦部便會分泌提高集中力的荷爾蒙——促腎上腺皮質，可以抑制會引起我們睡意的血清素的分泌。所以，當我們閱讀了無聊的書本，血清素便會分泌而引起睡意。

但是，以這種方式入睡還是有值得注意的地方。在入睡之際，絕對無法擁有滿足感。檢查腦波的結果，發現只有β波為主體的波形而已。這對於入睡時的精神狀態來說，並不能說是理想的情況。可能的話，儘量使α出現，由α波使您進入睡眠狀態比較好。

於是，在睡覺前要看一些能引出α波的書……。那麼，該如何選擇書本呢？其實很簡單，找一些自己有興趣的書，堆放在枕邊，在睡前以輕鬆的心情翻閱。不知不覺腦波就會成為α波的狀態，帶您進入最佳的睡眠狀態。也就是說：α波使您有了「睡吧！」的想法之後，腦部便會分泌血清素，引領您進入睡眠的狀態。

此時必須注意的是，要捨棄強迫入睡的觀念。如果您真的不想睡覺，千萬別強迫自己，保持心情輕鬆才是重要的。

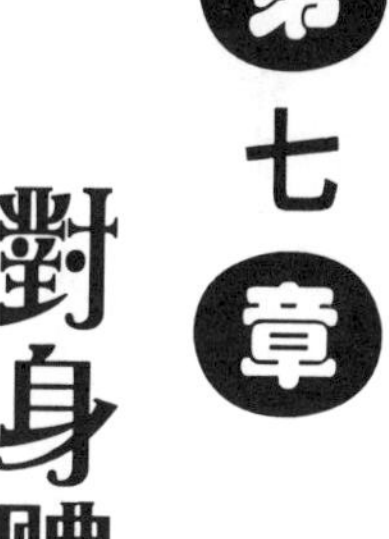

第七章 對身體有益的食譜

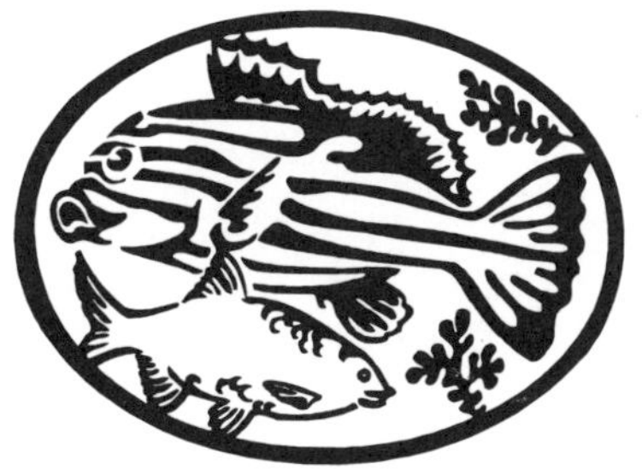

菠菜涼拌芝麻

【材料】菠菜一六〇克，高湯二大匙，涼拌醬（黑芝麻、砂糖各二大匙，醬油½大匙）。

【作法】
①菠菜煮過以後，去除水分，切成三公分長，泡在高湯中。
②黑芝麻用研缽研碎，加入砂糖、胡椒。
③將①略微擠乾以後，用②涼拌。

【功效】濕陰潤燥，有養血調經的作用。

菠菜拌芹菜

【材料】菠菜二五〇克，嫩芹菜二五〇克，麻油適量，鹽、食醋少許。

【作法】

①芹菜去根葉，洗淨切段，入沸水中焯三分鐘，撈出。

②菠菜洗淨切幾刀，入沸水中焯一下，撈出。

③將①、②共入磁盤中，加入調味料拌勻即可。

【功效】可調治高血壓頭暈，臉紅便秘。

涼拌牛蒡

【材料】牛蒡一根（一二〇克），白芝麻三大匙，高湯二小匙，醬油二小匙，砂糖二小匙。

【作法】

①牛蒡用刀背去皮，切成四~五公分長度的長條狀，浸泡在醋水中，去除澀液。

②加入少量的醋，用沸水煮①的牛蒡，撈起，放在簍子裡瀝乾水分，用研磨

棒輕拍。

③用研鉢研碎芝麻，加入高湯、砂糖、醬油調拌，涼拌②的牛蒡。

【功效】含豐富的食物纖維，有防癌作用。

牛蒡香菇煮

【材料】牛蒡、蓮藕、胡蘿蔔、蒟蒻各四十克，乾香菇二朵，碗豆片十克，高湯二杯，米酒、醬油各二小匙，辣椒粉少量。

【作法】

①牛蒡、蓮藕、胡蘿蔔、蒟蒻切塊。牛蒡和蓮藕浸泡水中，蒟蒻用滾水略煮。香菇浸泡，去蒂，切成一口大小，碗豆片去筋煮過。

②在鍋中放入高湯，再放入碗豆片以外的材料煮，加入米酒再煮一會兒，加入醬油煮至水分收乾為止。

③混合碗豆片盛盤，撒上辣椒粉。

【功效】健脾化滯，潤燥明目、降壓等作用。

胡蘿蔔涼拌四季豆

【材料】胡蘿蔔六十克，四季豆四十克，高湯一大匙，醬油一小匙，涼拌醬（豆腐八十克，芝麻、砂糖各二小匙，鹽少許，高湯½匙）。

【作法】

①豆腐輕壓，擠乾水分。

②胡蘿蔔切成二公分長條狀，四季豆切成三公分長。

③用相同的滾水煮②，瀝乾水份使其冷卻，淋上高湯和醬油。

④瀝乾水分的豆腐，用研鉢研碎，加入調味料調拌，作成涼拌醬。

⑤去除③的水份，用涼拌醬涼拌。

【功效】健脾補虛，消食寬中的作用。

韮涼拌豆芽菜

【材料】韮菜四十克，豆芽菜六十克，新鮮香菇二朵，辣椒絲少量，A調味料（砂糖⅔小匙，醋二小匙，醬油、芝麻油各一小匙）。

【作法】

①香菇去蒂，略洗，用鐵絲網烤。烤過以後，切絲。

②韮菜切成三公分長，豆芽菜去根與芽，氽燙過後瀝乾水分。

③混合A調味料，涼拌①、②盛盤，撒上辣椒粉。

【功效】含維他命A、C、食物纖維，有防癌作用。

煮嫩筍

【材料】熟竹筍二百克，海帶芽（浸泡）八十克，高湯二杯，米酒一小匙，鹽少許，低鹽醬油⅓小匙，木芽少量。

【作法】

①竹筍切塊，海帶芽切成一口大小。

②鍋中放入高湯、竹筍，煮沸以後用小火煮十分鐘，加入米酒、鹽，再煮十分鐘。

③在②中加入醬油，再放入海帶芽略煮。

④盛盤加上木芽。

【功效】清熱消痰，透疹解毒，利尿消腫等作用。

金菇煎蛋捲

【材料】蛋二個，乳酪二十克，牛乳二小匙，胡椒少量，奶油二小匙，蕈調味醬（金菇、玉蕈各二十克，新鮮香菇二朵，番茄醬、紅葡萄酒各二小匙），荷蘭芹少量。

【作法】

①金菇、玉蕈去蒂，剝開。香菇去蒂加絲。

②在大碗中打蛋花，加入乳酪、牛乳、胡椒。

③在煎鍋中放入奶油，溶化以後倒入②。

④混合攪拌至呈半熟狀為主，作成蛋捲形。

⑤在鍋中放入金菇、玉蕈、香菇、紅葡萄酒，燜煮。

⑥蕈類熟透以後，加入番茄醬，作成調味醬。

⑦在盤中放入煎蛋捲，淋上調味醬，添上荷蘭芹。

【功效】行血通淋，潤肺上咳，消暑解毒作用。

洋蔥焖豆腐

【材料】豆腐二百克，洋蔥一個，油二小匙，肉湯二杯，乳酪四十克，鹽、胡椒各少量。

【作法】

①洋蔥切成薄片。烤箱預熱至二五〇度。

②油加熱後，放入洋蔥，炒成褐色至變軟為止。

③在②中加入肉湯，煮沸以後去除澀液。

④加入豆腐，用鹽和胡椒調味。

⑤將④放入耐熱器皿中，撒上乳酪，放入烤箱。烤七～八分鐘，直到完全溶解為止。

【功效】消熱化痰，開胃化濕，降脂降糖的作用。

※洋蔥要充分炒熟，洋蔥的香氣和乳酪的鹽分能夠添淡味豆腐的風味。

海帶芽蓮藕沙拉

【材料】海帶芽（浸泡）六十克，蓮藕八十克，小番茄四個，泡菜（小黃瓜）二十克，調味醬（油、醋各二小匙，鹽、胡椒各少許）。

【作法】

①海帶芽切成一口大小，用沸水略煮。番茄去蒂，切成四瓣。

②蓮藕切成一口大小，用加入少量醋的沸水略煮。

③泡菜切碎，以調味醬的材料調拌。

④將①、②一起盛盤，淋上③的調味醬。

【功效】散結理氣，化痰消腫效用。

小番茄炒蒜

【材料】小番茄二包，蒜一片，橄欖油四小匙，細香蔥、鹽、胡椒各少許。

【作法】

①用橄欖油將切成薄片的蒜炒成金黃色，取出。

②加入小番茄炒，撒上鹽、胡椒調味。

③加入切成小段的細香蔥，略炒。

【功效】降低膽固醇。

青椒炒豆鼓

【材料】青椒二五〇克，豆鼓一百克，植物油三十克，鹽適量。

【作法】

①青椒洗淨，用刀拍鬆，置炒鍋於旺火上炒，熟時倒出。

②置炒鍋於中火上，放入植物油，油熱加入豆鼓，炒片刻，倒入青椒，鹽炒拌。

【功效】預防感冒，有發散風寒功效。

粳米紅棗粥

【材料】粳米五十克，紅棗十枚，紅糖十克。

【作法】

①粳米洗淨放入開水中烹煮。

②紅棗洗淨，待粳米煮開後放入鍋中同煮，視煮至米爛後，放入紅糖，連湯服食。

【功效】有健脾開胃，治脾虛的貧血。

生薑橘皮湯

【材料】生薑十五克，橘皮十五克。

【作法】

①生薑切片，橘皮剪成碎片，備用。

②將薑片、橘皮放入砂鍋中，加適量的水，文火煎煮十五分鐘，水沸起泡即可。

③濾去藥渣，空腹飲用，每次五十CC，一天三次。

【功效】化濁開竅，用於痰濁頭痛。

茶　粥

【材料】米一杯，茶葉三大匙加熱水七杯、鹽各少許。

【作法】

①熱水注入茶葉中，取出五～六杯茶汁，待其冷卻。米洗淨後，浸泡茶汁三十分鐘。

②將①置於爐火上，煮到沸騰後關小火，燜煮三十～四十分鐘。必須注意此期間不要作任何攪動。

③加入少許的鹽調味，再把茶及切成小丁的蔬菜撒在上面，

※泡過一次的茶葉可用來煮粥。

【功效】預防感冒。

鯽魚砂仁湯

【材料】鮮鯽魚一五〇克，砂仁三克，生薑三克，蔥三根，鹽適量。

【作法】

①將鮮鯽魚一尾去鱗，剖腹去內臟及腮，洗淨。砂仁放入魚腹中。

②鯽魚放入砂鍋內，加清水用武火燒開，調入鹽、生薑、蔥稍煮即可。

【功效】治急性胃炎，有理氣和胃功效。

冬瓜鯉魚湯

【材料】鯉魚四百克，冬瓜五百克，黑豆三十克，大蔥五根。

【作法】

①鯉魚清洗，去鱗及內臟。冬瓜切片，大蔥切段。

②將鯉魚、冬瓜、大蔥、黑豆加水共煮，約一～二小時，至熟後調味即可。

【功效】具發汗利尿效用，無汗少尿、水腫者可用。

烏賊煮蘿蔔

【材料】烏賊一二〇克，蘿蔔三百克，生薑少量，高湯二杯，砂糖一大匙，酒二大匙，醬油一大匙，薑少量。

【作法】

①蘿蔔切成二公分厚，一口大小，去皮煮過。薑切絲，浸泡在水中，作成薑絲。烏賊去除內臟和軟骨，軀幹連皮切成一公分寬的圓片，足切成三～四公分的長度。

②在鍋中放入高湯、薑、砂糖、酒以及醬油一起煮。

③煮沸以後放入烏賊，變色以後取出。

④在②中的鍋中放入蘿蔔，煮二十分鐘，直到入味為主。

⑤原先取出的烏賊倒回鍋中略煮，盛盤，加上薑絲。

【功效】健脾利水，止血止帶，制酸等作用。

綠醬炸鰺魚

【材料】鰺魚二尾，A調味料（醬油⅔小匙、薑汁½小匙，太白粉二小匙），炸油適量，綠醬（黃瓜一根，葡萄柚六十克，檸檬汁二小匙，白葡萄酒二小匙，鹽少許）。

【作法】

①鰺魚切成三塊，再切成一口大小，加上醬油和薑汁醃十～二十分鐘。小黃瓜擦碎，擰乾水分。用湯匙挖出葡萄柚果肉，留下一些當裝飾用，其他的搗碎。

②小黃瓜、葡萄柚、檸檬汁、白葡萄酒、鹽調拌在一起，做成綠醬。

③去除鰺魚的水分，沾上太白粉。

④用一八〇度的油炸成金黃色，去除多餘的油。

⑤鰺魚盛盤，淋上綠醬，擺上裝飾用的葡萄柚。

【功效】養血潤燥，和胃止渴，養胎利產的作用。

香菇牛肉粥

【材料】香菇五十克，牛肉五十克，粳米一百克，蔥白三根，生薑三片，鹽適量。

【作法】

①將牛肉煮熟，切成細末。

②牛肉、香菇、粳米共入鍋內，加適量水，燉煮成粥。

③調入蔥、薑、鹽，煮沸即可。

【功效】治慢性胃炎。有補虛止痛的效用。

豬肉海參湯

【材料】豬瘦肉一百克，海參三十克，鹽適量，蔥二根。

【作法】

①海參浸水後切片，豬瘦肉切絲，蔥切段，備用。

②炒鍋置旺火上，加清水燒沸，放入肉絲，去浮沫，加海參片稍煮，調入鹽、蔥即可。

【功效】具滋陰養血，通便的效用。

醋豬肉

【材料】豬腿肉一百克，A調味料（鹽少許、酒一小匙、太白粉二小匙），洋蔥、熟竹筍各六十克，胡蘿蔔四十克，四季豆十克，乾香菇二朵，芝麻油二小匙，肉湯½杯，甜醋醬（醬油一小匙，醋、番茄醬各二小匙），太白粉、水少許。

【作法】①豬肉用A調味料調味，洋蔥切成梳形，竹筍、胡蘿蔔切成一口大小，香菇浸泡，切成一口大小。四季豆煮成鮮綠色，切成三公分長度。

②豬肉撒上太白粉。

③芝麻油加熱以後，炒豬肉直至變色為止，加入洋蔥、竹筍、胡蘿蔔、香菇拌炒。

④在③中加入肉湯，煮至材料柔軟為止。

⑤用醬油、番茄醬調味，加上醋，盛起以前，用調溶的太白粉勾芡，放入四季豆拌炒。

【功效】消渴羸瘦，消腫軟堅，解毒的作用。

青椒炒牛肉絲

【材料】牛腿肉一百克，青椒一百克，煮過的竹筍三十克，大蒜少量，蔥二十克，油二小匙，A調味料（薑汁½小匙、酒一小匙、醬油⅔小匙、太白粉一小匙），B調味料（酒二小匙，砂糖⅔小匙，醬油半大匙）。

【作法】

①牛肉切絲，撒上A調味料，青椒去籽，縱切成細絲，竹筍切絲，蒜和蔥都切成碎屑，將B調味料混合，擱置一旁。

②油加熱以後，爆香蔥蒜，再加入牛肉拌炒。

③炒至牛肉變色以後，加入青椒和竹筍拌炒。

④蔬菜熟了以後，用B調味料調味盛盤。

【功效】補脾胃、益氣血，強筋壯骨作用。

奶油玉米雞

【材料】雞腿肉一二〇〇克，鹽、胡椒各少量，油一小匙，蔥一根，玉米（罐頭）一〇〇克，米酒一大匙，煉乳四大匙，細香少量。

【作法】

①雞肉切成一口大小，撒上鹽、胡椒，擱置十分鐘。蔥斜切，細香蔥切成小口，玉米瀝乾水分。

②在煎鍋中熱油，放入雞肉，煎至面呈金黃色。

③在②中加入蔥，略微拌炒。

④在③中加入玉米和米酒，蓋上蓋子悶煮。

⑤雞肉熟透以後，加入煉乳，用鹽調味。

⑥盛盤，撒上細香蔥。

【功效】調中和胃，利尿、降脂、降血糖等作用。

人參花椒雞

【材料】雞一隻約二千克，人參十克，花椒六克，醬油三十克，小茴香十五克，甜酒三十克。

【作法】

①雞宰殺去毛及內臟，洗淨備用。

②人參切片，花椒研末，與小茴香、甜酒拌和，根據口味摻入適量醬油。

③將拌好的配料填入雞肚，放砂鍋中，加水燉煮至雞爛熟。

④空腹適量食用湯和肉，以少量多餐為宜。

【功效】適於中氣不足，胃下垂及身體羸弱的人。

生菜火鍋沙拉

【材料】里肌肉（薄切）二〇〇克，茶葉十五克，茄子一根，豆芽菜、生菜、紅椒適量，調味料（鹽二小匙，胡椒少許，醬油一大匙，高湯五大匙，醋三大匙，米酒½大匙，食用茶、芝麻粉各一大匙）。

【作法】

①將茶包或用紗布包著的茶葉，放入五～六杯煮沸的水中煮。

②里肌肉五～六塊加入①中，開火、涮肉，然後用竹簍撈起，瀝除水分。

③茄子川燙後瀝乾水分，與其他蔬菜都切成小塊或細絲。

④製作添加茶的無油佐醬。

【功效】降低膽固醇。

國家圖書館出版品預行編目資料

健康、長壽──擁有更豐富的人生／朱雅安 主編
－初版－臺北市，大展，民99.12
面；21公分－（健康加油站；44）
ISBN 978-957-468-782-4（平裝）
1.健康法　2.長生法　3.老化　4.生活指導
411.1　　99019646

健康、長壽──擁有更豐富的人生

主 編 者／朱　雅　安
發 行 人／蔡　森　明
出 版 者／大展出版社有限公司
社　　址／台北市北投區（石牌）致遠一路2段12巷1號
電　　話／(02) 28236031・28236033・28233123
傳　　真／(02) 28272069
郵政劃撥／01669551
網　　址／www.dah-jaan.com.tw
E-mail／service@dah-jaan.com.tw
登 記 證／局版臺業字第2171號
承 印 者／傳興印刷有限公司
裝　　訂／建鑫裝訂有限公司
排 版 者／千兵企業有限公司
初版1刷／2010年（民99年）12 月
定　價／200 元

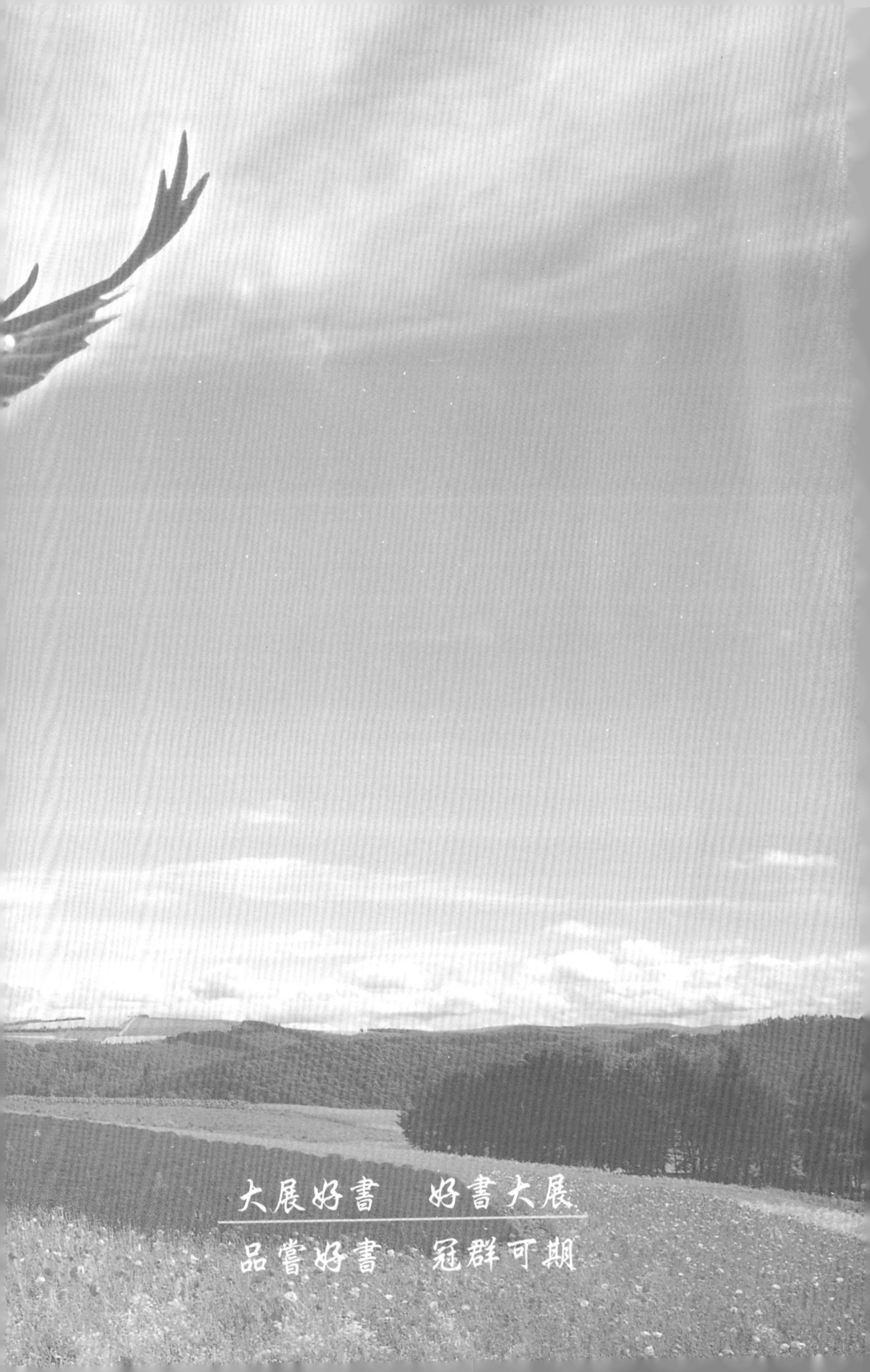

大展好書　好書大展

品嘗好書　冠群可期

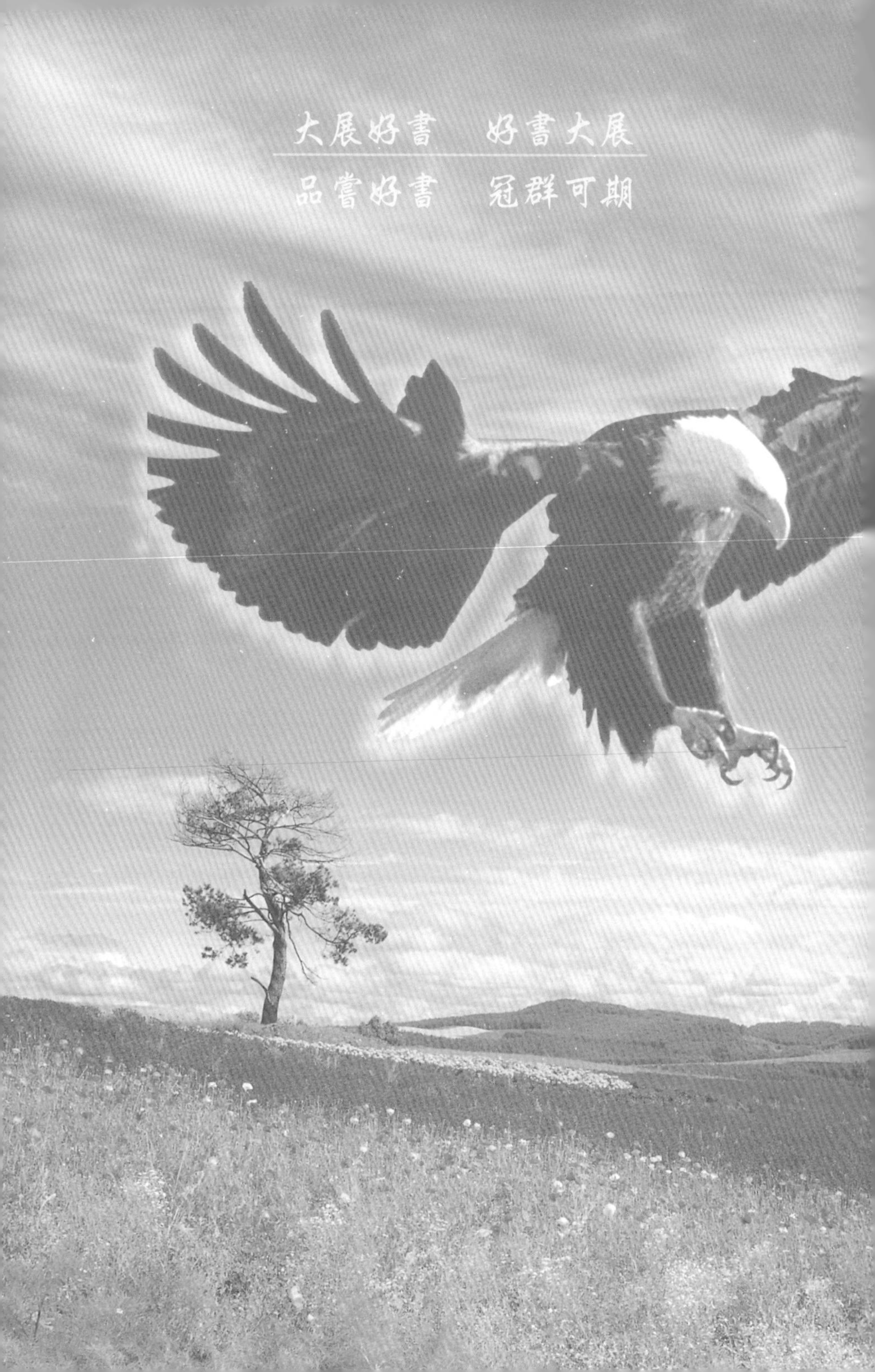

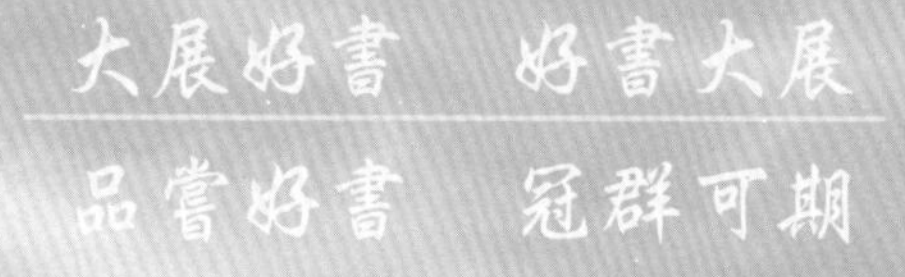
大展好書　好書大展
品嘗好書　冠群可期